中医眼科百案

鲍道平◎著

中国中医药出版社
·北 京·

图书在版编目（CIP）数据

中医眼科百案 / 鲍道平著 . — 北京 : 中国中医药
出版社，2020.7（2022.6重印）
ISBN 978-7-5132-6180-7

Ⅰ . ①中⋯　Ⅱ . ①鲍⋯　Ⅲ . ①眼病—医案—汇编—中

国—现代　Ⅳ . ① R276.7

中国版本图书馆 CIP 数据核字（2020）第 055367 号

中国中医药出版社出版

北京经济技术开发区科创十三街 31 号院二区 8 号楼
邮政编码　100176
传真　010-64405721
河北省武强县画业有限责任公司印刷
各地新华书店经销

开本 880×1230　1/32　印张 10　字数 181 千字
2020 年 7 月第 1 版　2022 年 6 月第 2 次印刷
书号　ISBN 978-7-5132-6180-7

定价　58.00 元
网址　www.cptcm.com

服 务 热 线　010-64405510
购 书 热 线　010-89535836
维 权 打 假　010-64405753

微信服务号　zgzyycbs
微商城网址　https://kdt.im/LIdUGr
官 方 微 博　http://e.weibo.com/cptcm
天猫旗舰店网址　https://zgzyycbs.tmall.com

如有印装质量问题请与本社出版部联系（010-64405510）
版权专有　侵权必究

继承发扬传统医学为人类光明事业作出贡献.

唐由之
2006.4.15.

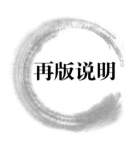

再版说明

本书（原书名《眼科医案百例》）自 2007 年出版以来，深受广大中、西医临床医生和自学中医人员的欢迎。随着中医眼科理论与临床实践的发展，为适应时代需求，进一步完善内容，提升书的质量，应读者要求，编者对全书进行全面修订，主要做了以下工作：

1. 修订原书疏漏之处。

2. 力求内容充实，补充了"白内障"一章。

3. 吸收了最新临床、科研进展，丰富了其他章节内容。

4. 将作者的经验方剂列出并编成歌诀，便于读者查找与记忆。

5. 将外用眼药水的配制方法列出，便于读者学习与操作。

因水平所限，本次修订难免还会有不足之处，恳请读者能一如既往地提出宝贵意见，使本书通过不断打磨，臻于完善。

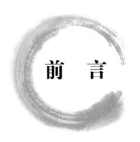

前 言

　　中医眼科学作为一门独立学科，在理、法、方、药上有一套完整的理论体系。它的形成与发展是无数医家在医疗实践中不断探索和总结出来的。他们的经验给后人留下了一份宝贵的遗产，也对眼科学的发展起到了巨大的推动作用。

　　医案是中医特有的临床诊疗记载，是医生在诊治疾病过程中辨证施治的真实记录和治疗后的总结，它对积累经验和医学传承起到了重要作用。中医医案浩如烟海，汗牛充栋，眼科医案相比之下传世较少，很多宝贵经验由于多种原因没有得到整理而失传，这无疑是一种无法挽回的损失。吾从事眼科临床工作50余载，久有夙愿，希望能为眼科学术的传承尽微薄之力。因此，在长期临证中将一些典型、屡治效验的案例详实记载并妥善保存，现将所积资料予以整理，不揣浅陋，辑为拙著，供中、西医临床医生参考，并有意整理了误诊、误治案例公于同道，以作借鉴和启示。书中所录 150 余案例，均以一例一按形式，力求保持中医特色。为了执简驭繁，整理时以治疗过程中最佳方药为准，以使文字更为简洁，避免繁赘。

本书曾承蒙中国中医科学院眼科医院名誉院长、著名中医眼科专家唐由之教授指点，并给予题词；得到安徽省中医药管理局董明培局长的鼓励和支持，在此一并表示衷心的感谢。

由于本人水平有限，在整理过程中，虽尽了很大努力，错误和缺点仍在所难免，敬请读者批评指正。

鲍道平

2020 年 5 月 8 日

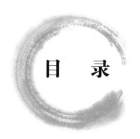

目　录

目录

第十三章　眼外伤及其他

第十四章　误诊误治案例

附录

第一章

眼睑病

一、睑腺炎

睑腺炎中医名"土疳""针眼"，多发生于儿童和青少年，为眼睑腺组织的一种急性化脓性炎症。根据发生部位不同，有内、外之分，睫毛毛囊或附属腺体受感染时称外睑腺炎；睑板腺遭受细菌感染发生化脓性炎症者称内睑腺炎。中医认为此病发生部位在肉轮，应归属于脾胃。病因多为过食辛热，脾胃湿热蕴结，复感风邪，搏于胞睑；或由心肝积热，火毒上攻目窍，壅聚胞睑而发生。

案例一

许某，男，20岁，1982年10月14日初诊。

左眼红肿4日，痛痒并作，口甜乏味，小便短黄，大便正常。

检查：双眼视力1.2，左眼上睑中段绿豆大小局限性隆起，疼痛拒按，耳前淋巴结肿大，体温37℃。舌苔白腻，脉数。

诊断：左眼上睑外睑腺炎。

辨证：脾胃湿热蕴结。

治则：清热化湿。

方选：醒脾利湿汤（经验方）。

处方：金银花9克，栀子6克（炒），藿香9克，甘草6克，防风6克，滑石9克，茯苓6克，连翘9克，赤芍9克。

水煎服，每日1剂。局部热敷，忌食生冷辛热类食品。

二诊（1982年10月18日）：服上药3剂后红肿消退，局部仍可触及结节，以原方加浙贝母6克，再服3剂而愈。

【按语】本例根据辨证系热结脾胃上攻于目，湿邪内蕴，气血壅结不行之证，治疗当以清热祛湿为主。方中金银花、连翘清热解毒；栀子苦寒泻火燥湿；茯苓、滑石淡渗利湿，引热下行；藿香行散湿浊；赤芍凉血消肿；防风祛风胜湿；甘草清热解毒和中。全方内清外解，湿热同治。二诊肿势已消，出现硬结时，加浙贝母消痰散结，药与证合，应手取效。

案例二

金某，男，17岁，学生，1991年5月1日初诊。

右眼红肿痒痛3日，全身不适，微恶风寒，右侧头痛，曾在当地卫生院用过黄连上清片和涂金霉素眼膏无效。口干欲饮，小便黄，大便正常。

检查：双眼视力1.0，右眼上睑肿胀，近内眦部肿势尤甚伴绿豆大小隆起物，中央呈白色点状，压痛明显，球结膜充血水肿。舌苔薄、微黄，脉浮数。

诊断：右眼上睑外睑腺炎。

辨证：热结火毒。

治则：清热解毒，消肿止痛。

方选：仙方活命饮加减。

处方：蒲公英20克，金银花12克，紫花地丁20克，防风6克，天花粉6克，白芷6克，浙贝母6克，赤芍6克，乳香6克，甘草6克。

水煎服，每日1剂。忌食辛热、鱼虾类食品，局部热敷。

二诊（1991年5月5日）：服上药3剂后，右眼肿势消退，全身症状消失，球结膜余红未退，原方不变再服3剂，一切正常，停止治疗。

【按语】本例为热毒蕴结，停滞于眼睑，阻碍气血运行，发为"针眼"。方中金银花、蒲公英、紫花地丁清热解毒；防风、白芷疏散消肿；赤芍、乳香活血止痛；天花粉、浙贝母清热散结，解毒排脓；甘草解毒和中。全方以清热解毒为主，佐以活血散结，使得气血畅通，肿消痛除，其病即愈。

案例三

尹某，男，18岁，学生，1991年4月10日初诊。

两眼交替红肿发炎3个月，经几家医院诊断为"多发性睑腺炎"用过多种抗生素和眼药水未能奏效。近2日右眼炎症又起，胞睑红肿，焮热疼痛，口干欲饮，溲黄便秘。

检查： 右眼上睑红肿拒按，睑缘中段局限性结节状隆起，皮色光亮，球结膜充血、水肿。舌苔黄厚，脉数有力。

诊断： 右上睑睑腺炎。

辨证： 阳明腑实，火毒炽盛。

治则： 泻火解毒，凉血活血。

方选： 清胃散合银连解毒汤加减。

处方： 生地黄9克，黄连6克，当归6克，大黄6克，牡丹皮4.5克，升麻6克，金银花9克，炒栀子6克，蒲公英20克，玄明粉6克。

水煎服，每日1剂。

二诊（1991年4月15日）：服上药3剂后，便通症减，肿势亦见消退，效不更方，守原方再服4剂。

三诊（1991年4月20日）：症状已除，二便正常，以原方去大黄、玄明粉再服5剂。

四诊（1991年4月25日）：右眼一切正常，唯恐复发，改用六神丸10日善后。半年后随访多次，双眼再未复发。

【按语】《诸病源候论》曰："热气客于眦间，热搏于津液而成针眼。"本例为热结脾胃，火毒炽盛，上犯肉轮，发为"土疳"。毒邪隐伏中焦乃致腑实，邪无出路，结聚为患，是反复发作的主要原因。故投以黄连、栀子苦寒泻火，灭其炎上之势；生地黄、牡丹皮滋阴凉血；升麻清热解毒消肿，引药直入阳明；大黄、玄明粉清热泻下，釜底抽薪；金银花、蒲公英清热解毒；当归和血养阴，可防耗血之虞。待邪祛毒解后，再用六神丸清解血中余邪，对防止再次复发起到了一定的作用。

案例四

王某，女，22岁，未婚，1984年3月20日初诊。

每至月经来潮时，双眼交替发生睑腺炎2年，众医广药，未能根治。经他人介绍，前来我院求中医治疗。昨日月经已至，量多色紫，左眼上睑开始发作，疼痛，头昏，余无不适。

检查：双眼视力1.2，两眼上、下睑均有不同程度色素沉着和瘢痕，睑缘不齐，左上睑近内侧局限性红肿，界限清楚，压痛不甚。脉细数，舌苔正常。

诊断：双眼多发性睑腺炎。

辨证：阴虚血热，火旺津亏。

治则：滋阴降火，凉血生津。

方选：知柏地黄汤加味。

处方：知母9克，黄柏6克（盐水炒），生地黄9克，泽泻6克，茯苓6克，丹参12克，山茱萸6克，山药6克，麦冬9克，忍冬藤15克，牡丹皮6克。

水煎服，每日1剂。局部涂金霉素眼药膏，每日3～5次。

二诊（1984年3月29日）：服上药7剂，初见效果，红肿消退，原方不变再服7剂。

三诊（1984年4月7日）：症状全部消失，原方去丹参加益母草10克，再服7剂，等下次月经来潮时以观效果。

四诊（1984年4月21日）：此次经来2日，双眼未见发炎，患者心有余悸，要求再次服药1周。并嘱6个月内，每次月经来前，服用三诊方药5～7剂，以求巩固。1年后随访，双眼再未复发。

【按语】每逢月经来潮时规律性发生"针眼"，临床并不多见，报道甚少。本例为室女发病，经来量多，冲任空虚，肾阴虚损，相火无制，上炎于目，发为"土疳"。以知柏地黄汤滋阴降火，以治其本；加丹参活血散瘀，消肿止痛；麦冬养阴生津；忍冬藤清解热毒；后入益母草生新去瘀，调理气血。经年顽疾，短期得愈，乃辨证施治之功也。

二、睑缘炎

睑缘炎中医称"睑弦赤烂"，又名"风弦赤烂"，为睑缘部位发生的一种慢性炎症。本病多与睑板腺分泌功能过度旺盛、细菌感染或核黄素缺乏有关。另外，屈光不正、眼疲劳、营养不良、化妆品都可以引发本病。中医根据临床表现痒、烂、赤痛等症状，认为系风、热、湿三邪合而发病，但三邪致病，各有偏盛，风盛则痒，湿盛则烂，热盛则赤痛。治疗时应注意主从，投药有所侧重，方取良效。

案例一

李某，女，60岁，1988年7月29日初诊。

两眼边红赤，痛痒并作10个月有余，每遇日晒受风后症状加重，晨起眵泪胶黏，口干喜冷饮，小便黄、大便正常。

检查：双眼视力1.0，双眼睑缘红赤糜烂，轻度肥厚外翻，部分睫毛脱落，所剩睫毛周围有鳞屑样痂皮附着。舌质红、苔黄，脉数有力。

诊断：双眼睑缘炎。

辨证：脾胃湿热，兼夹风邪。

治则：清脾泻胃，散风祛湿。

方选：祛风清热除湿汤（经验方）。

处方：防风6克，栀子6克，甘草6克，藿香9克，生石膏30克，荆芥9克，连翘6克，玄参9克，天花粉6克，知母9克，黄芩6克。

水煎服，每日1剂。

洗剂：防风10克，黄柏10克，薄荷10克，苦参10克。

用法：煎水约200毫升，滤渣取汁温洗眼部，每日3次。外涂四环素可的松眼膏，每日3～5次。

二诊（1988年8月6日）：服用上药7剂后，症状明显好转，口干已除，睑缘糜烂清洁，鳞屑减少，原药再用7剂，症状全部消失。为防止复发，又服5剂，停用洗剂而愈。

【按语】本例为脾胃积热较重，风湿夹杂之证。以栀子、黄芩清三焦之火，引热由小便而出；天花粉、知母清胃生津；石膏大寒，清泻胃热；玄参咸寒，滋养胃阴；荆芥、防风祛风胜湿；连翘、甘草泻火调中；藿香芳香化湿，清解伏热。诸药合用，以达到热清、湿祛、风除之功而病愈。

案例二

朱某，男，52岁，农民，1985年1月20日初诊。

两眼睑缘烂赤年余，症状时重时轻，近日症状又重，双眼睑红赤肿痒，频喜揉擦，晨起眵多胶黏，口干欲饮，小便短黄，大便秘结。

检查：双眼上、下睑缘皮肤红赤如丹，糜烂如癣，部分睫毛胶着如"毛笔"状。舌质红、苔黄厚，脉滑数。

诊断：双眼睑缘炎。

辨证：湿热停聚，表里俱盛。

治则：解表清里。

方选：防风通圣散加减。

处方：防风9克，大黄6克，荆芥9克，黄柏6克，栀子6克，滑石12克，连翘6克，赤茯苓9克，白术9

克，黄芩9克。

水煎服，每日1剂。

洗剂：桑叶10克，黄连6克，苦参10克，防风10克，薄荷10克。

用法：煎水约200毫升，滤渣取汁温洗眼部，每日3次。外涂金霉素眼膏，每日3～5次。

二诊（1985年1月29日）：服用上药7剂后，症状减半，余邪未除，原方加白鲜皮9克，再服7剂，诸症消失，双眼如初。

【**按语**】本例根据临床表现为里热素盛，外感风湿之邪所为。以防风、荆芥解表祛风；连翘、栀子清热解毒；黄柏、黄芩苦寒燥湿；赤茯苓、滑石淡渗利水渗湿；大黄泻下通便，引热下行；白术健脾燥湿。诸药相合，脾运湿祛，邪去正安而病告痊愈。

三、上睑下垂

上睑下垂是指提上睑肌功能不全或丧失，以致上睑呈现部分或全部下垂。上睑下垂轻者可遮盖部分瞳孔，严重者瞳孔可全部被遮盖，非但影响外观，还可影响视力。根据临床表现，可分为先天性上睑下垂与后天性上睑下垂两种，先天性多为双眼发病，后天性以单眼最为多见，治疗一般多以后天性发生者为主。中医称本病为"睑废"，后天发病者，多为气血不足，荣卫失和，致腠理开疏，感受风邪，客于上胞而低垂，亦有因脾气虚弱，阳气不升，睑肤约束无力所致。

案例一

许某，男，32岁，干部，1987年9月21日初诊。

平素吸烟嗜酒，2个月前中午酒后卧于风口处，次日发现左眼上睑下垂，欲闭难睁，左侧面部麻木，遂去当地卫生院就诊，用过"新斯的明"和维生素类药物未见效果，近半个月症状加重，远视物出现重影，前来我院要求中医治疗。

检查： 右眼视力1.5，左眼1.2，左眼上睑升举无力，用力睁开时，上睑缘下垂至瞳孔下1/3处，眼球运动外展受限，角膜透明，瞳孔略大于对侧，对光反射存在，眼底检查无异常，血压130/80毫米汞柱。患者体形肥胖，舌苔厚腻，脉滑有力。

诊断： 左眼上睑下垂。

辨证： 痰湿中阻，风邪入络。

治则： 燥湿化痰，祛风通络。

方选： 祛风化痰饮加减。

处方： 法半夏6克，枳壳6克，茯苓9克，化橘红6克，天麻9克，防风6克，白附子4.5克，党参9克，桔梗6克，胆南星6克。

水煎服，每日 1 剂。忌食生冷油腻类食品。

二诊（1987 年 9 月 30 日）：服上药 7 剂，重影好转，左眼自然睁开时睑缘上升至瞳孔区 1/2 处，眼球运动亦有好转，瞳孔正常，病已转机，方药不变，再服 7 剂。

三诊（1987 年 10 月 9 日）：上睑缘已上升至瞳孔上缘，眼球运动正常，继续服药 14 剂，左眼恢复如初。

【按语】 上睑下垂一证发生原因有多种，本例患者平素过食辛热，脾胃受损，运化失司，水湿停聚，结为痰饮，发病之前，卧于风口，风邪袭入经络，风痰胶结，气血受阻，发为"睑废"。方中半夏、胆南星燥湿化痰；枳壳、橘红理气宽中；防风、天麻辛散外风，又能化痰；白附子祛风化痰，善治面部诸病；桔梗宣通气机，引药上行；党参、茯苓益气补脾，扶正祛邪。全方祛风通络，健脾化痰，使得脉络畅通，胞睑升举有力，睑废自愈。

案例二

周某，女，31 岁，1987 年 8 月 15 日初诊。

左眼上睑下垂难睁年余，平日体质素虚，经常感冒，头昏乏力，饮食不多，动作汗出，经来量多。

检查： 视力双眼 1.0，左眼上睑下垂，睑裂明显小于右眼，用力睁眼时，上睑缘遮盖瞳孔 1/2 处，眼球运动正常，瞳孔正常大小，对光反射良好，面色无华，精神疲乏。舌质淡红，脉沉细无力。

诊断：左眼上睑下垂。

辨证：血虚气陷，荣卫不足。

治则：补气养血，调理脾胃。

方选：补中益气汤加减。

处方：红参6克，黄芪15克，白术9克，陈皮9克，升麻9克，柴胡6克，当归9克，山药9克，炙甘草6克，红枣3枚。

水煎服，每日1剂。

二诊（1987年8月25日）：服上药10剂，效果彰然，精神好转，饮食增加，左眼上睑缘上升至瞳孔上缘，脉来有力，舌质红润。继守原方再服20剂。

三诊（1987年9月15日）：症状基本消失，面色红润，经来正常，改用补中益气丸1个月善后。

【按语】中气乃后天之本，是维持机体一切生理功能的主要物质。气充则五脏安，气陷则脏腑滑脱下垂之变。本例即是因中气下陷，上睑滑脱目闭难开。《黄帝内经》云"损者益之"，"劳者温之"，故投补中益气汤升阳举陷。方中红参、黄芪、白术补气健脾；当归补血活血；柴胡、升麻升举清阳；山药、红枣、炙甘草益气补脾；陈皮行气和中，更防前药补气太腻。全方重以补气生血，使得气充血旺，升举有力，"睢目"则愈。

案例三

徐某，男，12 岁，学生，1985 年 10 月 6 日初诊。

发病月余，病前腹泻 3 日，经当地卫生院治疗泻止后出现右眼难睁，曾去县、市医院检查诊断为"肌无力型上睑下垂"，西药治疗 20 日，不见好转。近日出现视一为二现象，精神萎靡，饮食欠佳，腹胀，大便不成形。

检查：右眼视力 1.5，左眼 1.5。右眼上睑下垂遮盖至瞳孔下缘，眼球运动正常。舌淡、苔薄，脉细弱。

诊断：右眼上睑下垂。

辨证：胃弱脾虚，中气不足。

治则：健脾益气。

方选：参苓白术散加减。

处方：党参 6 克，苍术 4.5 克，茯苓 4.5 克，山药 6 克，扁豆 6 克，砂仁 4.5 克，薏苡仁 6 克，升麻 4.5 克，山楂 4.5 克。

水煎服，每日 1 剂。

西药：维生素 B_{12} 针剂 100 微克，肌内注射，每日 1 次；复合维生素 B 片，每次服 2 片，每日 3 次。

二诊（1985 年 10 月 17 日）：经治疗 10 日已见效果，复视好转，饮食较以前增加，右上睑明显上升，睑裂增大，按原方又服 10 剂。

三诊（1985 年 10 月 28 日）：复视已除，精神复原，上睑基本恢复正常，改用参苓白术丸 20 日巩固。1 年内多次随访，右眼无恙。

【按语】本例为脾胃功能失调，生化之源不足，肌失濡养，升举无力，发为"睑废"。方中以党参、山药补脾益气；薏苡仁、扁豆健脾化湿；苍术燥湿健脾；茯苓利水渗湿，与党参、山药同用能起到助脾的作用，可治脾虚气弱等症；砂仁辛散温通，醒脾和胃；升麻升清举陷；山楂消积止泻。全方和胃健脾，升阳举陷。方药适中病机，脾旺气充则病愈。

案例四

张某，男，31 岁，工人，1989 年 4 月 22 日初诊。

双眼目闭难睁 3 月余，头重耳鸣，记忆力减退，曾在县、省多家医院检查诊断为"双眼肌无力型上睑下垂"。用"新斯的明"虽有短期效果，药停症状复原，经他人介绍，前来我院要求中医治疗。

检查：右眼视力 0.6，左眼 0.4，近视力双眼 1.2，双眼上睑下垂，无力张开，上睑下垂至瞳孔下缘，勉强睁开则举头皱眉，形体消瘦，面色较黑。舌质红边有瘀点，脉沉涩。

诊断：双眼上睑下垂，近视。

辨证：脉络瘀阻，营卫不和。

治则：活血通络，养血和营。

方选：活血通络汤（经验方）。

处方：熟地黄9克，当归9克，白芍9克，川芎6克，黄芪15克，秦艽4.5克，桑枝6克，桃仁6克，红花4.5克，干地龙9克。

水煎服，每日1剂。

二诊（1989年4月30日）：服上药7剂略有效果，早晨起床时好转，早饭后症状又差，原方不动继服10剂。

三诊（1989年5月10日）：药已见效，平视眼睑明显上升，瞳孔已露出一半，头重耳鸣已除，原方去桃仁、红花加白术9克，再服10剂。

四诊（1989年5月22日）：症状已经消失，为防止反复，原药再服7剂巩固。1年后随访，双目正常。

【按语】本例为营卫不和，气血受阻，表卫不固，风邪入内发生"睢目"。《诸病源候论》曰："血气虚则腠理开而受风，风客于睑肤之间，所以其皮缓纵，垂复于目，则不能开。"故以熟地黄、当归补血养血；川芎行气活血；白芍平肝养血；黄芪益卫固表；地龙通利经络；桑枝、秦艽祛风通络。全方养血补气，祛风通络。药至三诊时头重耳鸣已除，以示经络已通，去桃仁、红花活血通络之品，加白术补益脾土，调补后天，对彻底治愈起到了一定作用。

四、眼睑湿疹

眼睑湿疹是指发生在眼睑周围或波及附近皮肤而出现

眼睑红赤、起泡、湿疹及溃烂等症状的一种变态反应性疾病。眼睑湿疹形似中医"风赤疮痍"一证。临床中有急性和慢性两种。发病原因多由脾胃积热，火毒上攻，外感风邪，湿热蕴结所致；亦有因外用某些药物或皮肤接触毒物，内外合邪，浸淫肌肤而发病。

案例一

史某，男，47 岁，农民，1988 年 4 月 5 日初诊。

两眼胞睑红肿发痒，时轻时重 8 个月，曾用过硼酸水洗眼，金霉素眼膏外涂和抗生素内服久治不愈。每次少许饮酒或嗜食辛辣食品后症状明显加重，肿甚时皮肤糜烂、流黄水，眵泪胶黏，口干欲饮，小便黄，大便秘结。

检查：双眼胞睑红肿伴见水泡样病变，局限性黄色结痂覆盖，球结膜充血（＋），角膜未见病变。舌质红、苔黄，脉数。

诊断：眼睑湿疹。

辨证：湿热内蕴，外感风邪。

治则：解表清里。

方选：菊花通圣散加减。

处方：防风 6 克，大黄 6 克，菊花 9 克，荆芥 6 克，栀子 6 克（炒），赤芍 6 克，连翘 9 克，甘草 6 克，滑石 6 克，黄柏 6 克，赤茯苓 9 克。

水煎服，每日 1 剂。

洗剂：黄柏 10 克，薄荷 10 克，桑叶 10 克，苦参 10 克，防风 10 克。

用法：煎水约 200 毫升，滤渣取汁温洗眼部，每日 3 次。洗后涂金霉素眼膏。

二诊（1988 年 4 月 12 日）：服用上药 3 日，诸症大减，7 日用完溃破处已部分结痂，眵泪亦觉减少，原方去大黄，又服 6 剂，洗眼药同用。

三诊（1988 年 4 月 20 日）：症状基本消失，要求巩固效果，再用 5 剂善后。1 年后随访多次，再未复发。

【**按语**】《黄帝内经》云："湿淫于内，治以苦热，佐以酸淡，以苦燥之，以淡泄之。"本例湿邪偏盛，故以黄柏、栀子苦寒燥湿；连翘、甘草清热解毒；防风、荆芥祛风止痒；赤茯苓、滑石淡渗利湿；大黄泻火解毒，引邪下行；赤芍凉血消肿；菊花疏风清热。此外，外用洗眼汤剂具有祛风除湿的功效，内外合治，效果显著。

案例二

赵某，女，56 岁，1997 年 12 月 19 日初诊。

10 日前洗染头发后次日两眼胞肿如桃，瘙痒难忍，使劲搓揉致局部皮肤溃破流水，曾用过地塞米松软膏和金霉素眼膏外涂，口服扑尔敏等药物无效，要求中药治疗。

检查：双眼胞睑红肿、无压痛，并见散在性小水泡，部分溃破，球结膜充血（++），角膜正常。脉、舌正常。

诊断：双眼睑湿疹。

辨证：外感风邪，风湿相搏。

治则：祛风化湿，清热解毒。

方选：消风散加减。

处方：羌活 6 克，防风 6 克，荆芥 6 克，川芎 6 克，厚朴 6 克，茯苓 9 克，陈皮 6 克，僵蚕 6 克，蝉蜕 6 克，藿香 9 克。

水煎服，每日 1 剂。

洗剂：桑叶 10 克，黄连 6 克，薄荷 10 克，防风 10 克。

用法：煎水约 200 毫升，滤渣取汁温洗眼部，每日 3 次。洗后涂金霉素眼膏。

二诊（1997 年 12 月 24 日）：服用上药 4 日后肿势已退，瘙痒已减。方药不动，再用 4 日症状消失，停止治疗。

【按语】根据患者主诉，本例为染发剂过敏所致，诊断为过敏性眼睑湿疹。病因为外邪入侵，风热偏盛。方中羌活、防风、荆芥上行头目而祛风解表；蝉蜕、僵蚕发散风热，祛风解毒；藿香、厚朴去秽化浊；川芎行气活血；陈皮调气和中；茯苓健脾利湿。诸药相伍，既可疏散风邪，又能利湿解毒，再加外洗药相助，里外结合，功效自显。

案例三

周某，男，64 岁，农民，1976 年 5 月 24 日初诊。

两眼睑经常潮红、溃烂 2 年余，每遇饮酒或暴晒后症状加重，用过多种中、西药物内服外搽不能根治，久之本人失去信心，放弃治疗，近因饮酒后症状又重，瘙痒难忍，要求诊治。时觉头昏，血压偏低，小便正常，大便秘结。

检查：双眼上、下胞睑皮肤粗糙增厚，局限性红肿水泡，少量脱屑，眼球不充血。脉细弱，舌质淡红、苔薄。

诊断：双眼睑湿疹。

辨证：血虚风燥，营卫不和。

治则：养血润燥，祛风止痒。

方选：驱风止痒汤（经验方）。

处方：当归 9 克，生地黄 9 克，川芎 6 克，白鲜皮 9 克，白芍 9 克，蝉蜕 6 克，乌梢蛇 9 克，蒺藜 9 克，防风 6 克。

水煎服，每日 1 剂。

洗剂：苦参 10 克，防风 10 克，薄荷 10 克，地肤子 10 克。

用法：煎水约 200 毫升，滤渣取汁，温洗眼部，每日 3 次。洗后涂金霉素眼膏。

二诊（1976 年 6 月 2 日）：服用上药 7 日后，红肿水泡好转，瘙痒减半，继续服用原药 7 日。

三诊（1976 年 6 月 10 日）：红退痒止，诸症消失，胞睑皮肤已近正常，再用内服药 7 日，停用洗药，症状全部消失。1 年后随访，两眼再未复发。

【按语】血虚风燥型眼睑湿疹多见于年高体弱之人，症状多为时重时轻，绵绵难愈，每遇饮酒或过食辛辣食品症状明显加重。中医认为"治风先治血，血行风自灭"。本例治疗用四物汤补血润燥；加防风散风清热；蒺藜、蝉蜕祛风止痒；乌梢蛇善行而除风，与白鲜皮同用，专除皮肤瘙痒疥癣诸症。全方以养血和营，祛风止痒为主，达到血行风除之目的。

案例四

冯某，男，32 岁，农民，1986 年 7 月 20 日初诊。

两眼胞肿瘙痒难忍 3 日，皮肤溃破流黄水，焮热涩痛。口干欲饮，口臭气粗，小便短黄，大便秘结。

检查： 双眼胞睑红肿难睁，皮肤溃烂伴黄液渗出，球结膜轻微充血，角膜正常。舌苔黄厚，脉数有力。

诊断： 双眼睑湿疹。

辨证： 热结腑实，火毒上攻。

治则： 泻火解毒。

方选： 黄连解毒汤合调胃承气汤加味。

处方： 黄连 6 克，黄芩 9 克，黄柏 6 克，栀子 6 克，甘草 6 克，金银花 12 克，大黄 6 克，芒硝 6 克，滑石 9 克，连翘 9 克。

水煎服，每日 1 剂，饭后服药。

洗剂： 桑叶 10 克，防风 10 克，薄荷 10 克，黄柏

10克。

用法：煎水约200毫升，滤渣取汁，温洗眼部，每日3次。洗后涂金霉素眼膏。

二诊（1986年7月24日）：服用上药3日，便通症减，黄水未全止，原方去大黄、芒硝加荆芥、赤茯苓再服3剂。

三诊（1986年7月29日）：症状基本消除，因腹胀纳呆，原方减去黄连、黄柏加陈皮又服3剂，症状全无而停治。

【**按语**】本例为三焦热盛，火毒上攻于目所致，《黄帝内经》云："诸痛痒疮，皆属于心。"方以黄连、黄柏、黄芩清热泻火；大黄、芒硝通便泄热，釜底抽薪；连翘、栀子清热凉血；滑石利水渗湿；金银花解毒消肿；甘草泻火解毒。二诊时大便已通，肿势见退，黄水未除，已示火势虽减，湿气仍重，在原方中去大黄、芒硝，增加荆芥、赤茯苓二味祛风利湿。三诊出现腹胀纳差的情况，是为药性寒凉，有碍脾胃，速去黄连、黄柏加陈皮调理脾胃而获全功。

五、眼睑痉挛

眼睑痉挛中医称"胞轮振跳"，是一种眼睑神经性疾病，即胞睑肌肤不由自主地牵拽振跳。有自发性发生，也有因其他眼病所引起。中医认为本病病因是营卫失调，气血不和，胞睑筋膜失养，亦有因血虚生风，上犯胞睑或由肝风内动，导致筋惕肉瞤发生。

案例一

程某，女，32 岁，营业员，1985 年 4 月 17 日初诊。

左眼胞睑阵发性跳动月余，视物清楚，头昏心烦，寐少梦多，二便正常。

检查： 左眼胞睑皮色正常，不时频频跳动，快慢不一。脉细弱，舌质淡红、苔薄。

诊断： 左眼睑痉挛。

辨证： 心脾两虚，营卫不和。

治则： 调和营卫，益气养血。

方选： 艾人理血汤。

处方： 党参 9 克，白术 9 克，黄芪 15 克，当归 6 克，白芍 9 克，山茱萸 6 克，熟地黄 9 克，阿胶 9 克，艾叶 6 克，防风 6 克。

水煎服，每日 1 剂。

西药： 维生素 B_1 片 20 毫克，每日 3 次。

二诊（1985 年 4 月 24 日）：服用上药 7 日，振跳次数明显减少。效不更方，再服 7 日，症状消失停治。

【按语】眼睑痉挛虽不影响视力，但整日发作，令人心烦不已，一旦发病，亦需治疗。本例根据体征系气血不足，血虚风动之证。故以当归、熟地黄、阿胶补血养阴；党参、黄芪、白术健脾补气；艾叶、防风理血定风；白芍、山茱萸养血荣筋，滋阴柔肝。服药 2 周，血旺风除，百脉调和，目瞤自止。

案例二

文某，男，67 岁，1980 年 10 月 5 日初诊。

血压偏高多年，间断服药未停。半年来双眼胞睑振跳交替发作，在当地卫生院用过维生素 B_1 肌内注射及口服谷维素等药物无效，时有头晕、心烦、失眠、口干等症状。

检查： 右眼视力 1.0，左眼 1.2，右上睑频发性痉挛，余无异常，血压 170/100 毫米汞柱。舌质红、苔薄，脉弦洪。

诊断： 双眼胞睑痉挛，高血压。

辨证： 肝阴不足，阳亢风动。

治则： 平肝潜阳，养血祛风。

方选： 天麻息风汤（经验方）。

处方： 当归 6 克，生地黄 9 克，川芎 6 克，白芍 9 克，防风 6 克，僵蚕 6 克，羌活 6 克，钩藤 9 克，白芷 4.5 克，天麻 9 克。

水煎服，每日 1 剂。

二诊（1980 年 10 月 13 日）：服上药 7 剂后，振跳次数明显减少，又以原方再服 7 剂，症状消失。

【按语】本例血压偏高，肝阳上亢，引动内风，发为振跳。方以生地黄、白芍甘寒养阴；当归、川芎滋阴和血；防风、羌活祛风通络；白芷、僵蚕息风止痉；钩藤平肝清热。全方标本同治，内外风除，效果灵验。

第二章

泪器病

一、泪囊炎

泪囊炎是一种发病率很高的眼病，女性明显多于男性。根据临床表现，本病一般分为急性泪囊炎和慢性泪囊炎两种。慢性泪囊炎主要症状为流泪，内眦部经常有脓性分泌物残留，压迫泪囊处有清水样、胶状或脓性分泌物反流。发生原因是鼻泪管下段阻塞，泪液和细菌潴留在泪囊内，不断刺激泪囊壁发生炎症。此外，鼻部疾患、沙眼也是引起鼻泪管下端阻塞的常见原因。急性泪囊炎多数是在慢性泪囊炎的基础上发作而成。中医称"眦漏证""漏睛"，病因为风热毒邪上攻于目，浸渍泪窍，热盛肉腐，积聚成脓，酿成此疾。

案例一

程某，女，32 岁，工人，1982 年 3 月 14 日初诊。

左眼无时流泪伴脓样分泌物 3 年左右。曾在几家医院检查诊断为"慢性泪囊炎"，给予氯霉素眼药水滴眼和多次泪道冲洗短期内好转。3 日前左眼内眦部皮肤红肿，疼痛连头，次日肿势波及面部，恶寒发热，口渴欲饮，小便短黄，大便秘结。

检查：左眼泪囊部红肿，拒按，鼻鞍部凹陷消失，上、下睑肿胀，无波动感，体温 38.5℃。化验室检查：白细胞 $12.40 \times 10^9 /$ 升，中性 0.78，余在正常范围内。舌苔黄厚，脉数。

诊断：左眼急性泪囊炎。

辨证：脾胃实热，毒邪上攻。

治则：泻火解毒。

方选：通脾泻胃汤加减。

处方：大黄 6 克，芒硝 6 克，金银花 9 克，连翘 9 克，黄连 6 克，黄芩 9 克，甘草 6 克，栀子 6 克，天花粉 6 克，野菊花 9 克，赤芍 6 克。

水煎服，每日 1 剂。10% 黄连眼药水点眼，每日 4～6 次。

二诊（1982 年 3 月 18 日）：服完上方 3 剂，便通痛减，肿势大退，原方去芒硝加鱼腥草 20 克，再服 4 剂，肿势全消，体温、血象正常，继续滴眼药水和泪道冲洗。

【按语】本例为慢性泪囊炎引起的急性发炎。证属脾胃热结，湿毒蕴积，侵犯肉轮泪窍肤膜之间，郁蒸作脓。方以黄连、黄芩清热燥湿；栀子、天花粉清热泻火；金银花、连翘、甘草、鱼腥草解毒消肿排脓；大黄、芒硝攻下通便，引热下行；赤芍凉血祛瘀，消肿止痛。全方以清热泻下，解毒消肿而获全功。

案例二

钱某，女，46岁，教师，1992年8月10日初诊。

两眼无时流泪10余年，经多家医院检查诊断为"双眼慢性泪囊炎"，药物治疗，泪道冲洗多次，虽有短期效果，始终不愈。右眼内眦部红肿疼痛3日，用过西药治疗肿势不退，要求中医治疗。口干不饮，二便正常。

检查：右眼内眦部泪囊区红肿，局限性隆起，轻微压痛，球结膜轻度充血，左眼不肿，压迫泪囊部有脓液反流。舌苔薄。

诊断：双眼慢性泪囊炎，右眼急性发炎。

辨证：邪毒内积，复感风热。

治则：清热解毒，散风消肿。

方选：银连解毒汤加减（经验方）。

处方：蒲公英20克，紫花地丁20克，金银花12克，连翘9克，防风6克，白芷6克，赤芍9克，黄芩9克，甘草6克。

水煎服，每日1剂。10%黄连眼药水点眼，每日3～5次。

二诊（1992年8月14日）：服用上药3剂，肿势渐消、疼痛亦减，泪囊部仍可触及结节样硬节，原方中加浙贝母6克，又服5剂，肿势全退。再用氯霉素眼药水，庆大霉素2万单位加注射用水稀释后泪道冲洗，隔日1次，以治其本。

【按语】慢性泪囊炎常因脓液积聚引起急性发炎，一旦发生，务必及早治疗，以防化脓溃破，如若溃破，久不收口，形成瘘管很难痊愈。本例为邪毒内积，外受风热。方中蒲公英、紫花地丁、金银花、连翘清热解毒，消痈排脓；防风、白芷发散风邪，排脓止痛；赤芍活血消肿；黄芩清热降火，甘草退火解毒。肿痛消失，硬结不散时，加浙贝母消痰散结。待症状全部消除后，再用药物作泪道冲洗，以求根除。

案例三

冯某，女，28岁，1990年10月10日初诊。

两眼无时泪下10年有余，睑缘烂赤，内眦部常有分泌物，经当地及县某医院检查诊为"双眼慢性泪囊炎"，中、西药治疗均未见效。

检查：双眼视力1.5，眼球不充血，角膜透明，用手指压迫泪囊区可见大量脓性分泌物溢出，泪道冲洗不通。脉、舌正常。

诊断：双眼慢性泪囊炎。

辨证：湿热蕴结，内聚成脓。

治则：清热祛湿。

方选：清热利湿汤（经验方）。

处方：防风6克，羌活6克，黄芩9克，甘草6克，当归9克，滑石9克，泽泻6克，苦参6克，升麻6克，蔓荆子9克，菊花6克。

水煎服，每日1剂。10%黄连眼药水滴眼，每日4～6次。

二诊（1990年10月19日）：服用上药7日，自觉有所好转，压迫泪囊区不见脓液，但仍见黄色黏液样分泌物溢出，以原方又服7剂。

三诊（1990年10月28日）：流泪、分泌物已明显减少，中药继续服7剂，再用氯霉素眼药水隔日冲洗泪道1次，共8次，泪道畅通，诸症消失。

【按语】本例系慢性泪囊炎，病程长达10余年之久，虽未急性发炎，但脓液多，色黄稠，系湿邪内停，久而化热，浸渍泪窍，热盛肉腐而成脓液。方中防风、羌活祛风胜湿；苦参、蔓荆子清利湿热；滑石、泽泻渗湿利小便；黄芩清热燥湿；升麻、菊花清利头目而祛风热；当归养血活血。待脓液消除后，又用泪道冲洗方法，使鼻泪管通畅，泪液无阻而达到了根治目的。

二、泪腺炎

泪腺炎是泪腺受细菌感染后发生的炎性疾患，临床并不多见。本病有急性泪腺炎和慢性泪腺炎两种。急性泪腺炎发病时眼球向下、向内突出，转动障碍，出现内斜视和复视等，其他症状与眼眶蜂窝织炎很相似。慢性泪腺炎多由急性泪腺炎失治而来，症状不太明显，少数仅有微胀感，病变多为双侧。中医辨证认为多由热毒壅盛，风火上冲所致。

案例一

翟某，女，38岁，教师，1989年5月11日初诊。

左眼红肿疼痛难睁3日，当地医院治疗用过抗生素口服和注射剂，肿势不退，且有加重趋势。微恶风寒，口干欲饮，小便短黄，大便秘结。

检查：右眼视力1.5，左眼1.2，左眼胞睑红肿压痛，皮肤光亮，球结膜充血水肿，眼球向下突出，运动受限，耳前淋巴结肿大，体温38℃。舌苔黄厚，脉数。

诊断：左眼急性泪腺炎。

辨证：热结腑实，火毒上攻。

治则：泻火解毒，通腑泄热。

方选：调胃承气汤合银连解毒汤。

处方：金银花12克，连翘9克，大黄6克，芒硝6克，防风6克，白芷6克，蒲公英15克，紫花地丁15克，赤芍6克，甘草6克，黄芩9克。

水煎服，每日1剂。局部热敷。

二诊（1989年5月15日）：服完上药3剂后，大便日解2次，疼痛减轻，肿势渐退，体温正常，眼球已能活动，原方中去大黄、芒硝再服4剂，诸症消失，停止用药。

【按语】急性泪腺炎的发生多与全身感染有关，主要由细菌或病毒引起发病。本例根据临床症状系热结中焦、火毒俱盛所致。投调胃承气汤引热下行，釜底抽薪，银连解毒汤泻火解毒，药合病机，如鼓应桴。

案例二

孙某，男，26岁，干部，1977年3月18日初诊。

右眼红肿疼痛4日，时感恶寒怕风，当地医生用过中草药和消炎片不见好转，昨日出现复视，前来我院求治。

检查：右眼视力1.0，左眼1.2，右眼胞肿难睁，皮色紫红，眼球向内转动受限，球结膜充血水肿，体温38.5℃。二便正常，脉浮数。

诊断：右眼急性泪腺炎。

辨证：热毒壅盛，外感风邪。

治则：清热解毒，消肿止痛。

方选：仙方活命饮加减。

处方：金银花9克，防风6克，白芷4.5克，当归6克，甘草6克，浙贝母6克，天花粉6克，乳香6克，没药6克，炮山甲6克，蒲公英15克，紫花地丁15克。

水煎服，每日1剂。局部热敷。

二诊（1977年3月22日）：服上药3日，症状大减，肿势渐消，体温正常。方药不变，再服5剂，症状消失而愈。

【按语】此例为热毒并重，兼夹风邪之证，虽有赤热肿痛，但尚未成脓，故以金银花、蒲公英、紫花地丁、甘草清解火毒；防风、白芷散风消肿；乳香、没药活血消肿止痛；贝母、天花粉消痰散结；当归活血止痛；炮山甲通经消肿排毒。本例沿用古方，方药对症，取效尤佳。

三、流泪症

流泪症是指泪液不自主外溢的一种眼病。中医对本病分为两种，即"热泪""冷泪"。热泪的发生多由眼部其他疾病所引起，冷泪则是由于年高体弱，肝肾不足，血不养肝，肾不纳气或受外界冷风刺激所致。

案例一

史某，女，62 岁，1992 年 10 月 20 日初诊。

双眼冷泪纷纷已近 3 年，每到冬季或遇冷风刺激时更为严重。头晕耳鸣，形寒怕冷，小便清长，大便正常。

检查：双眼视力 1.0，双眼外观无异常，泪道冲洗通畅。舌质淡红，脉细弱。

诊断：双眼流泪症。

辨证：肝肾亏损。

治则：滋补肝肾。

方选：杞菊地黄汤加味。

处方：枸杞子6克，菊花9克，熟地黄9克，山药6克，茯苓9克，泽泻9克，山茱萸6克，五味子4.5克，覆盆子9克，白芍9克，潼蒺藜9克。

水煎服，每日1剂。10%黄连眼药水滴眼，每日4～6次。

二诊（1992年10月29日）：服用上药8剂，流泪明显减少，头晕、耳鸣、怕冷症状亦见好转，药既应手，未必更张。方药不变，又服10剂。

三诊（1992年11月10日）：流泪已止，要求巩固，改服覆盆六味地黄丸1个月。1年后随访，两眼正常。

【**按语**】流泪一证，除泪囊疾患之外，有因泪腺分泌过盛，泪道难以排出；也有因泪道狭窄影响泪液排出所致。中医认为"肾主五液，入肝为泪"。本例投杞菊地黄汤，重在补益肝肾；加覆盆子、白芍滋补肝血，收敛固涩；潼蒺藜温阳助肾，阳中取阴。3年痼疾，服药不过50日得愈，乃辨证施治之功也。

案例二

秦某，女，45岁，教师，1994年11月5日初诊。

两眼无时泪下约2年，遇风则甚，曾用过杞菊地黄丸和维生素类药物无效。

检查：双眼不充血，眼睑皮肤黧黑粗糙，上睑结膜表面光滑，血管纹理清楚，泪道冲洗畅通。

诊断：双眼流泪症。

辨证：肝血不足，泪窍失约。

治则：养血补肝，固摄泪道。

方选：五子菊花饮（经验方）。

处方：五味子4.5克，枸杞子9克，菊花9克，蔓荆子9克，川芎6克，白芷6克，女贞子9克，菟丝子9克，白芍9克。

水煎服，每日1剂。10%黄连眼药水点眼，每日3～5次。

二诊（1994年11月15日）：服上药7剂，流泪明显减少，原方药不动，又服20剂，流泪症状消失。1年后随访，双眼正常。

【按语】本例冷泪纷纷，此乃肾经伏饮，肝血不足，窍虚风入，因邪引邪所致。方中枸杞子、女贞子补益肝肾而清虚热；菟丝子、五味子收敛抑泪，补肾生精；蔓荆子、白芷祛头风而止泪；白芍补血柔肝；川芎调肝开郁。2年顽疾，服药不足1月，得以根除，由此可见，流泪之症，虽不肿不痛，每与脏腑盛衰息息相关，治疗时必须审证求因，才能做到药到病除。

案例三

许某，男，58岁，干部，1989年4月17日初诊。

双眼流泪不止年余，曾在省某医院做过泪道冲洗和探通短期有效，日后又恢复如前。现两眼微红发痒，早晨分泌物较多，口干不欲多饮，二便正常。

检查：双眼视力 1.2，球结膜充血（＋），角膜透明，泪道冲洗欠通畅，无黏液溢出。舌质红、苔少。

诊断：双眼流泪症。

辨证：湿浊郁阻，外召风热。

治则：祛风散热，利湿化浊。

方选：桑菊饮加味。

处方：桑叶 12 克，菊花 9 克，白芷 6 克，防风 6 克，赤茯苓 9 克，荆芥 9 克，连翘 9 克，黄芩 6 克，薄荷 6 克。

水煎服，每日 1 剂。10% 黄连眼药水点眼，每日 4～6 次，忌食辛辣酒类物品。

二诊（1989 年 4 月 25 日）：服用上药 6 日后，流泪略有好转，口干已除，原方加蔓荆子 9 克，再服 7 剂。

三诊（1989 年 5 月 3 日）：症状消失，流泪全止，为巩固疗效，原方再服 10 剂。1 年后随访，双眼一切正常。

【按语】本例为泪道狭窄泪液排出不畅，引起流泪现象。中医认为泪窍受湿邪所侵，久则化热，湿热壅滞，泪道受阻，泪溢于外而出现流泪。方中桑叶、菊花清热散风，辛凉解表；荆芥、薄荷祛风清目止泪；白芷、防风祛风胜湿；黄芩、连翘清热解毒；赤茯苓利水渗湿。诸药合用，湿去风除，虽未用止泪药，而泪自止也。

案例四

谭某，女，45岁，工人，1984年12月15日初诊。

双眼无时流泪，天冷遇风时泪下如雨约7年，体质素差，经常头昏心慌，动作汗出，饮食欠佳，带下清稀，二便正常。

检查： 双眼视力1.0，双眼不充血，角膜边缘老年环，泪道冲洗畅通。舌质淡红、苔薄，脉细而弱。

诊断： 双眼流泪症。

辨证： 气血亏虚，泪窍不固。

治则： 补气养荣，调理脾胃。

方选： 人参营养汤加减。

处方： 党参9克，白术6克，茯苓9克，炙甘草9克，熟地黄9克，当归9克，五味子4.5克，白芍9克，肉桂4.5克，陈皮6克，红枣5枚。

水煎服，每日1剂。

二诊（1984年12月25日）：服用上药10剂后，精神好转，饮食增加，流泪明显减少，带下同前，原方加煅牡蛎15克、山药9克，再服10剂，诸症消除，改用覆盆六味地黄丸1个月善后。

【按语】 本例为气血不足，固摄无力而出现流泪。治疗当以补气养血为主，然气血之源，乃水谷精微所化，调理脾胃，增加饮食尤为重要。故以五味异功散，调补脾胃；加红枣补气养血；熟地黄、当归补血滋阴；白芍养血柔肝；肉桂温通血脉，补火生土；五味子补肾收涩，服用 20 剂后，气旺血充，固摄有力，流泪自止。

第三章

眼眶病

眶蜂窝织炎

眶蜂窝织炎为眼眶内软组织受感染而发生的一种急性炎症，多为单眼发病，双眼发生者极为少见。病因可由鼻旁窦炎和皮肤方面的脓性炎症感染，以及口腔、咽喉和泪囊方面的化脓性炎症所引起。中医认为是风邪毒气上攻，发于胞睑，或脾肺壅热，上犯于目所致。

案例一

余某，男，26 岁，农民，1982 年 7 月 10 日初诊。

左眼红肿疼痛 4 日，当地医院用过西药治疗 2 日，肿势有增无减，疼痛加重，前来我院要求中医治疗。口干欲饮，微恶风寒，小便短黄，大便日解 1 次。

检查： 右眼视力 1.2，左眼 1.2^{-3}，左眼上睑外眦角部红肿，蔓延至颞侧，质硬拒按，眼球轻度突出，运动受限，球结膜充血水肿，体温 38.7℃。化验室检查：白细胞 13.60×10^9/ 升，中性 0.80，其余均在正常范围内。舌质红、苔黄，脉数。

诊断： 左眼眶蜂窝织炎。

辨证：热毒壅盛，火邪上攻。

治则：泻火解毒。

方选：黄连解毒汤加味。

处方：黄连9克，黄芩6克，黄柏6克，栀子6克，蒲公英20克，鱼腥草20克，连翘9克，白芷6克，没药9克，甘草6克，赤芍9克。

水煎服，每日1剂。忌食辛辣类食品。

二诊（1982年7月13日）：服上药3剂，疼痛大减，肿势渐消，体温、血象正常，再服原方6剂，肿势全消停治。

【按语】眶蜂窝织炎为眼科重症，如果治疗不及时或方法不当，常可引起很多并发症，最严重的可导致海绵窦血栓或脑膜炎、脑脓肿危及生命。中医称本病为"突起睛高"或"鹘眼凝睛"。本例热毒深重，来势较凶，故以黄连、黄芩、黄柏清热泻火；栀子、连翘通泻三焦之火以解毒；蒲公英、鱼腥草清热解毒，善疗痈肿疔毒；白芷散风消肿；赤芍、没药凉血活血，消肿止痛；甘草解毒退火。方药对症，应手取效。

案例二

李某，男，56岁，农民，1994年6月10日初诊。

右眼红肿疼痛难睁3日，曾在县某医院就医诊为"左眼眶蜂窝织炎"，出示病历用过罗红霉素、阿莫西林胶囊及眼药水未见效果。现右眼疼痛难忍，夜不能睡，发热口干，大便 3 日未行。

检查：右眼视力 0.8，左眼 1.0，右眼上睑内眶缘部红肿波及全上睑，肿胀部位皮肤发亮，质硬拒按，球结膜高度充血水肿，眼球运动受限。化验室检查：白细胞 12.80×10^9/升，中性 0.79。舌苔黄厚，脉洪大。

诊断：右眼眶蜂窝织炎。

辨证：邪毒内陷，热结腑实。

治则：通腑泄热，泻火解毒。

方选：仙方活命饮加减。

处方：大黄 9 克，芒硝 6 克，枳实 6 克，金银花 15 克，当归 6 克，防风 6 克，白芷 6 克，天花粉 6 克，浙贝母 9 克，皂角刺 6 克，陈皮 9 克，乳香 9 克。

水煎服，每日 1 剂。加服六神丸，每次 10 粒，每日 3 次。忌食辛辣酒类食品。

二诊（1994 年 6 月 15 日）：服用上药 5 日，便通症减，肿势消退，体温、血象正常，仍可触及硬块，原方去大黄、芒硝再服 4 剂，症状全部消失，停止治疗。

【按语】本例为热结腑实之证，用承气汤泻下泄热，引邪下行；仙方活命饮清热解毒，散结消肿。两方合用，解毒泻下，散结止痛，再用六神丸解毒消肿，更可增加药效。

第四章

结膜病

一、球结膜下出血

球结膜下出血是指球结膜遭受外伤或由于剧烈咳嗽、大便秘结、剧烈运动后球结膜血管破裂所引起的一种疾病，高血压、血液病和妇女逆经也可出现球结膜下出血。本病出血量有多有少，界限比较清楚，颜色可根据出血时间长短，呈鲜红色或紫红色。中医称"色似胭脂""白睛溢血"。本病一般不影响视力，因此，出血量少者，则无须治疗，可以自行吸收，出血量较多的应采取止血、散瘀的方法，并可采取局部热敷，促进瘀血吸收。

案例一

褚某，女，14岁，学生，1987年6月10日初诊。

4日前，患者在校时右眼被同学用铅笔尖碰伤后红赤，2日来有扩大趋向，其他无不适感觉。

检查：双眼视力1.5，右眼颞侧和下方球结膜大片出血，色紫红，角膜（－），瞳孔正常。

诊断：右眼球结膜下出血（外伤）。

辨证：气轮受损，血溢络外。

治则： 止血散瘀。

方选： 除风益损汤加减。

处方： 当归尾4.5克，川芎4.5克，生地黄6克，前胡4.5克，防风4.5克，藁本4.5克，红花3克，没药4.5克，蒲黄6克（炒），赤芍4.5克。

水煎服，每日1剂。**氯霉素**眼药水点眼，每日3～5次。右眼局部热敷。

二诊（1987年6月17日）：服用上药5日，出血明显吸收，方药不变，再服4剂，出血完全吸收。

【按语】本例是因外伤所致球结膜下血管破裂，故方剂选用除风益损汤，祛风活血，加蒲黄运血祛瘀，红花、没药散瘀通经。全方活血止血，行气消瘀，故出血很快得以吸收。

案例二

徐某，男，37岁，干部，1988年9月17日初诊。

左眼发现红赤7日，当地医院用过消炎药口服和多种眼药水点眼未见好转，平素喜欢饮酒。现口干不欲饮水，小便黄。

检查： 双眼视力1.5，左眼球结膜广泛出血、色鲜红，角膜（－），余正常。舌质红苔少，脉数。

诊断： 左眼球结膜下出血。

辨证： 心火炽盛，脉络瘀滞。

治则： 清营凉血，止血散瘀。

方选：犀角地黄汤加味。

处方：水牛角9克，生地黄12克，赤芍6克，侧柏叶12克，大蓟9克，玄参9克，仙鹤草9克，地骨皮9克，牡丹皮6克，白茅根9克。

水煎服，每日1剂。局部热敷。

二诊（1988年9月23日）：上药服完5剂，出血已消退一半，瘀血消退处结膜呈淡黄色，余血尚存，再服原方5剂，出血完全吸收，停止用药。

【按语】本例为热邪入营，肺络受损，血溢络外。《证治准绳》曰："此血不循经络而来，偶然客游肺膜之内，滞成此患。"故以水牛角、生地黄、玄参清热凉血；赤芍、牡丹皮凉血通经；侧柏叶、仙鹤草、大蓟清热止血；地骨皮清泻肺热而止血；白茅根凉血止血并善清血中伏热。方药适中病机，热去血止。

二、急性结膜炎

急性结膜炎是一种发作很快的眼病，常发生在暑热夏秋季节，具有一定的传染性。主要症状为猝然发病，痛痒并作，焮热红肿，怕光流泪，分泌物多，有的球结膜高度肿胀甚至出血，以致泪夹血水。此病类似中医"天行赤眼"或"暴风客热"。故《银海精微》曰："天地流行毒气，能传染于人，一人害眼，传于一家。"本病病因多为风热毒邪，侵袭于目；或风热相搏，上犯于目；亦有因时气流行，相互传染所致；另有肺胃热盛，外召风邪而发。

案例一

占某，男，25 岁，职员，1998 年 10 月 6 日初诊。

两眼红赤胞肿 2 日，眵多胶黏，泪热如汤，痛痒并作，口干欲饮，二便正常。

检查： 双眼视力 1.2，双眼胞肿如桃，球结膜高度充血，角膜透明。舌质红苔薄，脉浮数。

诊断： 急性结膜炎。

辨证： 肺经风热，外感毒邪。

治则： 宣肺解表，清热解毒。

方选： 银翘散加减。

处方： 金银花 9 克，连翘 9 克，竹叶 9 克，牛蒡子 9 克，荆芥 6 克，薄荷 6 克，黄芩 6 克，菊花 9 克，天花粉 6 克，甘草 4.5 克，桑叶 12 克。

水煎服，每日 1 剂。10% 黄连眼药水、诺氟沙星眼药水交替点眼，每日 4～6 次。忌食辛辣类食品，避免外出受风。

二诊（1998 年 10 月 10 日）：服用上药 3 日，症状大减，原药不动，再服 3 剂，症状全部消失。

【按语】 急性结膜炎多为细菌或病毒感染所致。本例属外感风热，热毒内侵。方以金银花、连翘清热解毒；荆芥、薄荷发散解表，清泄外邪；甘草、竹叶、牛蒡子清上焦风热，开利肺气；天花粉、黄芩清气生津；桑叶、菊花宣通肺络，清降肺火。诸药合用，热去风除，邪去正安。

案例二

金某，男，18岁，学生，1984年9月20日初诊。

双眼暴赤羞明流泪3日，痛痒并作，时有恶风发热，头痛鼻塞，口渴引饮，眵多胶黏，小便短黄，大便3日未解。

检查： 双眼视力1.2，双眼胞肿，色泽暗紫红，球结膜充血（+++）合并水肿，角膜边缘见有散在性点状浸润，虹膜（-），瞳孔正常大小，对光反射良好，体温37.8℃。舌质红苔黄，脉浮数。

诊断： 双眼急性结膜炎。

辨证： 肺胃热盛，三焦俱实。

治则： 解表清里。

方选： 防风通圣散加减。

处方： 大黄6克，菊花6克，荆芥6克，麻黄4.5克，薄荷6克，防风6克，黄芩6克，连翘6克，栀子4.5克，天花粉6克，生石膏20克。

水煎服，每日1剂。10%黄连眼药水点眼，每日4～6次。

二诊（1984年9月23日）：服用上药3日后，便通症减，余红未退，继续用原方去大黄再服 5 剂，症状消失，停服中药，眼药水继续点 1 周。

【按语】本例为内外俱急，寒热错杂之证。方以麻黄、荆芥、防风发散解表；菊花、薄荷散风清热；黄芩、栀子清热泻火；连翘清热解毒，驱散风热；天花粉、生石膏清热生津，养阴止渴；大黄清热泻下，釜底抽薪。诸药合用为内外分消，表里同治，方药对症，故 3 剂症减，8 剂病愈。

案例三

朱某，男，36 岁，职员，1994 年 8 月 16 日初诊。

两眼先后红肿、焮热、痛痒 5 日，曾在当地卫生院内服黄连上清片、环丙沙星胶囊，外用眼药水不见好转。眵多胶黏，泪热如汤，口苦咽干喜冷饮，小便短黄，大便秘结。

检查：双眼视力 1.2，双眼球结膜充血（+++），局限性出血，角膜透明，瞳孔正常。舌质红苔黄，脉浮数。

诊断：双眼急性结膜炎。

辨证：热毒壅盛。

治则：泻火解毒，祛风清热。

方选：银连解毒汤加味（经验方）。

处方：金银花 9 克，大黄 6 克，栀子 6 克，黄连 6 克，菊花 9 克，防风 6 克，羌活 6 克，蒲公英 15 克，紫花地丁 15 克，连翘 9 克，生石膏 30 克。

水煎服，每日1剂。10%黄连眼药水、阿昔洛韦眼药水点眼，每日4～6次。忌食辛热刺激类物品。

二诊（1994年8月20日）：服用上药3剂后，便通红退，双目能睁，眵泪减少，守原方再服5剂，症状消失停用，眼药水继续用2周巩固。

【按语】本例为时气流行，猝然起病，风热毒邪相搏，症势猖极。投以金银花、连翘、蒲公英、紫花地丁清解热毒，祛风解表；黄连、栀子清热泻火；羌活、防风解表祛风；大黄泻下泄热；生石膏甘寒养阴，清除气分之热，内清外解，取效尤捷。

三、慢性结膜炎

慢性结膜炎可由急性结膜炎迁延失治转变而来，也有因其他疾病继发所引起，如倒睫、泪道阻塞、睑缘炎、屈光不正、过度饮酒、风尘异物飞扬或酸性气体刺激、化学物污染、药品慢性刺激等。本病发生一般外表无明显变化，而患者自觉症状比较明显。主要症状为眼干涩、异物感、烧灼感，部分患者结膜可有轻微充血。中医称之"白涩证"。病因多为邪伏脾肺，令肺气失宣或肺阴不足，目失濡润而成；亦有因肝肾阴虚，津液不能上承于目所致。

案例一

秦某，男，36 岁，教师，1970 年 7 月 25 日初诊。

半年前双眼患"红眼病"，经某医院查治，用过多种眼药水和口服消炎药后红退，但始终感觉双眼干涩不适，稍进辛辣类食品或少量饮酒，症状明显加重，常有焮热沙涩感，畏强光，早晨起床时眵多干结，口干不多饮，小便微黄，大便正常。

检查：双眼视力 1.2，双眼上睑结膜充血浸润，血管模糊呈天鹅绒状，球结膜充血（＋），角膜荧光素染色（－）。舌质红苔薄黄，脉细数。

诊断：双眼慢性结膜炎。

辨证：脾肺积热，津液亏损。

治则：清热养阴，脾肺同治。

方选：泻白散加味。

处方：桑白皮 9 克，地骨皮 9 克，甘草 6 克，粳米 9 克，生地黄 9 克，黄芩 6 克，玄参 9 克，知母 6 克、麦冬 9 克，天花粉 6 克。

水煎服，每日 1 剂。10% 黄连眼药水、诺氟沙星眼药水点眼，每日 3 ～ 5 次。注意休息，少食辛热类食品。

二诊（1970 年 8 月 4 日）：服用上药 7 日后感觉好转，双眼轻松，球结膜充血已退，睑结膜血管纹理清楚，原方再服 12 剂，症状消失，眼药水继续用 1 个月巩固。

【**按语**】本例由急性结膜炎未能根治所引起，根据临床表现系肺脾积热，损伤阴液。故方以桑白皮、地骨皮清除肺经之热；甘草、粳米清泻脾胃虚火；生地黄、玄参养阴生津；天花粉、知母滋阴降火；麦冬甘寒润肺养阴；黄芩泻肺除湿。全方标本同治，方药相伍得当，则效果彰然。

案例二

孙某，女，31 岁，工人，1986 年 6 月 26 日初诊。

两眼时常发红、微痒，午后干涩难睁近 1 年，曾在省、市几家医院眼科检查均诊断为"双眼慢性结膜炎"。西药治疗始终不能根除，眼睑重坠难睁，怕见强光，时有少量白色分泌物、口干、小便黄。

检查：双眼视力 1.2，双眼上睑结膜充血浸润，血管模糊，球结膜轻度充血，泪道冲洗通畅，角膜荧光素染色不着色。舌尖红苔厚腻，脉象正常。

诊断：双眼慢性结膜炎。

辨证：肺热阴虚。

治则：滋阴清热。

方选：甘露饮加减。

处方：干石斛 6 克，天冬 9 克，麦冬 9 克，生地黄 9 克，枳壳 6 克，甘草 6 克，黄芩 6 克，玄参 9 克，桑白皮 9 克。

水煎服，每日 1 剂。10% 黄连眼药水点眼，每日 4～6

次。忌食生冷、辛热类食品，注意休息。

二诊（1986年7月5日）：服用上药7日后，自觉症状减轻，舌象近于正常，方药不动，再服7剂。

三诊（1986年7月14日）：症状基本消失，为求根除，原方加地骨皮9克，又服10剂停治。

【按语】本例为湿邪化热，肺脾阴伤之证。方以生地黄、天冬、麦冬养阴生津，清降肺热；石斛、玄参滋阴清热；枳壳宽胸理气，宣泄湿热；黄芩苦寒，清热祛湿；桑白皮清泻肺热；甘草调中健脾；后增加地骨皮清泻肺中郁热，与桑白皮同用，气血双清，彻底清扫余邪以达到根治目的。

案例三

黄某，男，49岁，干部，1995年3月18日初诊。

经常饮酒及忙于工作，过度疲劳，两眼红赤不退约2年，午后干涩难睁，久视两眼胀痛，有时出现"虹视"现象。众医广药，不见效果。曾在省某医院检查怀疑为"青光眼"，给予脱水剂及噻吗心安眼药水，用后仍不能取效，前来我院要求中医治疗。口干欲饮，二便正常。

检查：双眼视力 1.5^{-3}，双眼上睑结膜充血，血管纹理模糊，角膜透明，瞳孔正常大小，对光反射存在，视盘色泽稍淡，C/D= 0.5，眼压 17.30 毫米汞柱。舌质红苔薄黄，脉数。

诊断：双眼慢性结膜炎。

辨证： 肺阴不足，虚火上炎。

治则： 滋阴降火，润肺生津。

方选： 桑白皮汤加减（经验方）。

处方： 桑白皮9克，玄参9克，甘草4.5克，地骨皮6克，麦冬9克，菊花9克，沙参9克，天花粉9克，知母9克，薄荷3克。

水煎服，每日1剂。10%黄连眼药水、氧氟沙星眼药水交替点眼，每日3～5次。注意休息，少进辛辣类食品。

二诊（1995年3月27日）：服用上药10日，感觉无变化。病非一日，短期内难见效果，原方再服10剂。

三诊（1995年4月8日）：初见效果，胀痛、口干已除，视物较前舒服，又服原方15剂。

四诊（1995年4月25日）：症状基本消除，但少量饮酒和劳累后仍有不适感，口干加重，在原方中加玉竹9克，服15剂，症状全部消失停治。多年随访，两眼无恙。

【按语】白睛属肺，肺阴不足，可出现两眼干涩不爽，频繁眨眼则出现少量泡沫样分泌物。有时因黏液样分泌物遮挡角膜时可出现"虹视"现象，经过揉擦或用热水洗涤后，这种现象很快消失，这与青光眼出现的"虹视"截然不同。本例经多次测量眼压、视力均在正常范围，可以排除青光眼，按慢性结膜炎论治。方中桑白皮、地骨皮清肺凉血；玄参、麦冬甘寒养阴；沙参、知母清热泻火，养阴润燥；甘草、菊花散风清热；天花粉清热生津；入少量薄荷轻可去实，"火郁发之"。全方标本同治，顽疾自除。

四、春季卡他性结膜炎

春季卡他性结膜炎为一种常见的过敏性结膜间质炎症。每逢春、夏季节病情复发加剧，秋凉时又自行消退（但亦有极少数患者长年不减），如此反复发作，多年不愈。目前西医尚无有效根治药物。本病发病以男性青少年为主。主要症状为双眼发病时充血、灼热感、瘙痒难忍，黏丝状分泌物，有时伴有畏光流泪，睑结膜涂片检查可出现嗜酸性粒细胞增多。

中医根据症状和发病位置称"时复症""痒若虫行""鱼子石榴证"。病发脾肺二经，病因多为风邪上扰，兼夹热邪，局部瘀滞，亦有因湿热蕴结，风、湿、热邪入侵或素体阴亏血虚，复感外邪激发所致。治疗多以祛风止痒，清热利湿，养血润燥为主。

案例一

陈某，男，14岁，学生，2006年4月16日初诊。

两眼发红瘙痒难忍3年，每逢春末天热时复发，多家医院诊断为"双眼春季结膜炎"，用激素类眼药水、色甘酸钠眼药水和口服消炎痛只能暂时缓解症状，停药又重，为求根治，前来我科要求中药治疗。

检查：双眼视力 1.2，球结膜充血（+++），角膜缘少量胶质样增殖。舌红苔薄，脉数。

诊断：双眼春季卡他性结膜炎（球结膜型）。

辨证：肺胃热盛，外感风邪。

治则：疏风止痒，清热养阴。

方选：菊花羌防散（经验方）。

处方：菊花 6 克，羌活 4.5 克，防风 6 克，桑白皮 6 克，白鲜皮 6 克，黄芩 6 克，蒺藜 6 克，甘草 4.5 克，生地黄 6 克，地骨皮 6 克，当归 6 克，蝉蜕 4.5 克。

水煎服，每日 1 剂，炎敏宁眼药水点眼，每日 4～5 次。避免户外活动，忌食辛辣、鱼虾海鲜类食品。

二诊（2006 年 5 月 8 日）：上药服 20 剂，红退痒减，效不更方，原方药不变，再服 20 剂。

三诊（2006 年 5 月 30 日）：余症已除，唯恐复发，家长要求继服 20 剂巩固，继续点眼药水 3 个月。嘱其每年发病季节前按方服药 1 个月，3 年后随访再未复发。

【按语】本例为风邪偏盛，肺经郁热。方中桑白皮、地骨皮、黄芩清热泻肺，菊花、蝉蜕、羌活、防风发散风热，生地黄凉血清热，蒺藜、白鲜皮除湿止痒，甘草、当归、养血润肺。全方以祛风止痒、清热泻肺、标本同治而获效。

案例二

赵某，男，15 岁，学生，2007 年 3 月 28 日初诊。

发病 4 年，每逢春夏之际两眼发痒，午后更甚，痒发时揉后双目紫红如血，伴有丝状分泌物，口干喜饮，溲黄。

检查：双眼视力 0.5，近视力 1.2，双眼球结膜充血（＋＋），上睑结膜充血模糊，乳头增生，状若铺路石样。舌红苔薄黄，脉数有力。

诊断：双眼春季卡他性结膜炎（睑结膜型），双眼近视。

辨证：湿热蕴结，脾肺受邪。

治则：祛风除湿，兼清肺热。

方选：羌防胜湿汤（经验方）。

处方：羌活 6 克，防风 6 克，地肤子 6 克，甘草 4.5 克，黄芩 6 克，藁本 4.5 克，蝉蜕 6 克，白蒺藜 9 克，薄荷 6 克，苦参 4.5 克，白芷 4.5 克，白鲜皮 6 克。

水煎服，每日 1 剂。炎敏宁眼药水点眼，每日 4 次。

二诊（2007 年 4 月 14 日）：上药服用 15 天，诸症减轻，球结膜充血（＋），睑结膜乳头仍充血浸润，方药不动，再进 15 剂。

三诊（2007 年 4 月 30 日）：红退痒止，睑结膜血管纹理可见，继用 15 剂巩固，眼药水点 3 个月。

第二年春天复发症轻，以原方服 20 剂痊愈，随访再未复发。

【按语】本例病发气肉两轮，湿重热轻，出现乳头增生症状，痒者风邪作祟。方中黄芩、藁本、苦参、白鲜皮、地肤子清热除湿止痒，蝉蜕、薄荷、白芷、甘草发散风热，羌活、防风、蒺藜祛风止痒。诸药同功，湿去风除，顽疾告愈。

案例三

周某，男，17岁，学生。2008年4月7日初诊。

两眼红赤发痒约7年，每到春季复发加重，秋凉减轻，曾在浙江、上海多家医院查治，诊为"春季卡他性结膜炎"，久治不得根除，所用药物全为激素以及消炎痛等以图短效。近来视力下降，伴头痛眼胀，家长返乡前来我科就诊。

检查： 右眼视力0.2，左眼0.15，双眼球结膜混合性充血（++），上睑结膜乳头状增生，角、巩缘环状增殖，角膜轻度水肿，瞳孔中等度散大，对光反射迟钝，视神经乳头凹陷深，C/D=0.7，右眼眼压24毫米汞柱，左眼眼压26毫米汞柱。舌肿苔腻，脉滑数。

诊断： 双眼春季卡他性结膜炎（混合型），双眼激素性青光眼。

辨证： 湿困中州，正虚邪实。

治则： 急以健脾化湿，后治春季卡他性结膜炎。

方选： 加味五苓散。

处方： 猪苓9克，桂枝9克，生白术9克，泽泻9克，茯苓9克，白芍9克，煅石决明12克，大腹皮12克，陈皮6克。

水煎服，每日1剂。噻吗心安眼药水点眼，每日2次；炎敏宁眼水点眼，每日4次。停用一切激素类药物。

二诊（2008年4月18日）：上药用完10天，头痛眼胀已缓解，查视力双眼0.6，瞳孔正常大小，对光反射存在，右眼眼压17毫米汞柱，左眼眼压18毫米汞柱，噻吗心安眼药水继用2周，内服药改用养血祛风散治疗春季结膜炎。

处方：防风9克，白芷6克，白鲜皮9克，羌活6克，乌梢蛇9克，蒺藜9克，甘草6克，当归9克，蝉蜕6克，麻黄6克。

水煎服，每日1剂。继续点炎敏宁眼水。

三诊（2008年5月14日）：上药用30剂，红退痒减，视力0.8，为方便在校服药，将上药加工成散剂，每服9克，1日2次，共服2个月。二个月后，患者症状消除。

第二年春天症状稍有复发，再用散剂2个月症状消失，以后再未复发，并告之已上大学。

【按语】本例病程长，长期应用激素类药物导致青光眼发生，所幸及时发现，尽快停用激素改用纯中药内服和外用，避免了不良结果的发生。

五、泡性结膜炎

泡性结膜炎多发生于儿童和青少年。主要症状为球结膜充血，出现疱疹。一般为单眼发病，亦有双眼先后发生。

发病原因是结膜和角膜上皮组织对某种内源性毒素产生变态反应所致。中医称为"金疳"证。本病多由肺经燥热，外夹风邪，或肝经实火，阴虚内热所引起。

案例一

李某，女，21 岁，农民，未婚，1983 年 5 月 19 日初诊。

右眼红赤涩痛，畏光流泪 10 余日，口干欲饮，小便短黄，大便正常。

检查： 右眼视力 1.0，左眼 1.5，右眼球结膜充血（++），3 点位处角巩缘可见一粟米状大小隆起物，周围血管环绕。舌尖红苔薄，脉数。

诊断： 右眼泡性结膜炎。

辨证： 肺热上乘。

治则： 清热降火，退赤散结。

方选： 泻白散加味。

处方： 桑白皮 9 克，地骨皮 9 克，甘草 4.5 克，黄芩 6 克，知母 6 克，木通 6 克，赤芍 9 克，竹叶 9 克，夏枯草 9 克。

水煎服，每日 1 剂。四环素可的松眼膏、10% 黄连眼药水点眼，每日 4～6 次。服用 5 剂症状全部消失。

【按语】泡性结膜炎现代医学认为多发生于过敏体质之人。本例疱疹发于白睛内侧，证属心、肺两经实火。选用桑白皮、知母、地骨皮、黄芩清泄肺火；竹叶、木通、甘草泻除心火，引邪下行；赤芍活血凉血；夏枯草清热散结。药合病机，应手取效。

案例二

徐某，女，18 岁，学生，1992 年 5 月 14 日初诊。

左眼红赤、畏光流泪、分泌物略多 10 日，外院诊断为"泡性结膜炎"，用过抗生素、激素、维生素类口服和消炎眼药水未见效果，口干心烦，二便正常。

检查：右眼视力 0.5，左眼 0.4，近视力双眼 1.5，左眼球结充血（++），外眦部近角巩缘下方 3 个结节样隆起小泡，周围血管环绕，轻微压痛。舌质红少津，脉细数。

诊断：左眼泡性结膜炎，双眼近视。

辨证：阴虚火旺，正虚邪恋。

治则：养阴清热。

方选：养阴清肺汤加减。

处方：生地黄 6 克，麦冬 6 克，浙贝母 6 克，牡丹皮 6 克，玄参 9 克，白芍 6 克，甘草 4.5 克，薄荷 3 克，天花粉 4.5 克，沙参 6 克。

水煎服，每日 1 剂。四环素可的松眼膏、诺氟沙星眼药水点眼，每日 3～5 次。忌食辛热类食品。

二诊（1992 年 5 月 20 日）：服用上药 4 日，症状减轻，余症未除，再服 3 剂，一切症状消失。

【按语】本例为肺阴不足，虚火上炎，发为"金疳"。以生地黄、玄参、麦冬、沙参甘寒养阴，清热生津；浙贝母、天花粉清热散结；牡丹皮凉血活血清退虚热；白芍养阴平阳；薄荷轻可去实；甘草调和胃气，补土生金。方药治疗以清、补联用，取效快捷。

六、沙眼

沙眼是一种慢性传染性眼病，主要受沙眼衣原体感染而发病。一般由居住环境卫生状况较差，或不注意个人卫生，通过手或洗脸用具而相互传染。本病因睑结膜粗糙不平，乳头增生，形似砂粒而得名。大多数沙眼在瘢痕期可引起倒睫。中医称"椒疮""粟疮"。但根据病情发展不同时期和病变侵犯部位不同，名称亦有所不同：当滤泡发生变性，互相融合，形成胶样沙眼时则称"胞肉胶凝"；角膜有血管翳称"垂帘障"；肉样性血管翳叫"赤膜下垂"；全血管翳又叫"血翳包睛"；角膜感染形成溃疡称为"星月翳蚀"等等。病因为风邪束表，壅积胞睑或脾胃积热，气滞血瘀。随着人们的卫生状况不断改善和生活质量的提高，这种眼病在临床上已逐年减少。

案例一

陈某，女，21 岁，未婚，1986 年 6 月 17 日初诊。

两眼 1 年多来经常红赤发痒，迎风流泪，分泌物多。近因休息不好，症状加重，口干欲饮，二便正常，经期超前 3 日，量多色紫红。

检查：双眼视力 1.2，双眼上睑结膜充血、浸润、乳头增生，球结膜充血（＋），角膜透明，瞳孔正常。舌质红苔薄，脉涩。

诊断：双眼Ⅱ期沙眼。

辨证：脾胃湿热，风邪外乘。

治则：除风清热，活血散瘀。

方选：散风清脾饮（经验方）。

处方：防风 6 克，赤芍 9 克，连翘 6 克，大黄 6 克，玄参 9 克，红花 6 克，白鲜皮 6 克，黄芩 6 克，白芷 6 克，菊花 9 克。

水煎服，每日 1 剂。利福平眼药水、10% 黄连眼药水点眼，每日 4～6 次。忌食辛辣刺激类食品。

二诊（1986 年 6 月 26 日）：服用上药 7 日，诸症均减，口干已除，大便日解 2 次，原方去大黄再服 7 剂。

三诊（1986 年 7 月 4 日）：症状基本消失，上睑结膜乳头平复，血管纹理清楚，为巩固疗效，原药再服 10 剂，眼药水点用 2 个月。1 年后随访，双眼正常。

【按语】本例为脾胃伏火，风热外乘之证。以防风、白芷驱风外出；赤芍、红花散瘀理血；菊花、连翘散风清热；黄芩、白鲜皮除湿止痒；玄参清营解毒；大黄泻下，活血祛瘀。

全方集风、热、湿同治，功效显著。

案例二

周某，男，67 岁，1991 年 10 月 1 日初诊。

两眼经常发炎、发生倒睫 20 余年，每遇食辛辣食物及熬夜后症状加重。近日因休息不好，症状又重，怕光流泪，疼痛难睁，异物感明显，视力下降，口苦咽干，腹胀纳差，小便短少，大便干燥。

检查： 右眼视力 0.2，左眼 0.1，双眼上睑结膜肥厚瘢痕，部分倒睫，球结膜混合性充血右眼（＋＋）、左眼（＋），角膜弥漫性混浊、浸润，上方新生血管呈帘状进入，瞳孔正常，小瞳孔下晶体未见混浊，眼底模糊难见，血压140/90 毫米汞柱。舌质红苔黄厚，脉涩。

诊断： 双眼沙眼 Ⅱ 期，角膜血管翳，双眼倒睫。

辨证： 脾胃积热，血瘀气滞。

治则： 清热祛瘀，行气活血。

方选： 归芍红花散加减。

处方： 当归尾 9 克，大黄 6 克，栀子 6 克，黄芩 6 克，红花 9 克，赤芍 6 克，防风 6 克，生地黄 9 克，连翘 9 克，蝉蜕 6 克，草决明 9 克，蒺藜 9 克。

水煎服，每日 1 剂。利福平眼药水，10% 黄连眼药水交替点眼，每日 4 ～ 6 次。忌食辛辣类食品。

二诊（1991 年 10 月 9 日）：服用上药 7 日，已见初效，充血稍退，双眼视力增至 0.3，原方再服 7 剂。

三诊（1991 年 10 月 17 日）：充血大退，刺激症状基本消失，角膜浸润吸收，混浊好转，视力右眼 0.8，左眼 0.6。此余邪未尽，原方去大黄又服 10 剂，充血全退，裂隙灯下见角膜血管翳隐约可见，停服中药，眼药水继续用 20 日，并手术矫正内翻，以绝后患。

【按语】本例为沙眼瘢痕期，虽病情稳定，但遗留有倒睫、角膜血管翳等多种后遗症，因角膜受倒睫刺激引起感染而时常发炎，久治不愈。根据辨证系椒疮日久，瘀热较重，病入血分，黑睛受侵则视物不清。治疗当以赤芍、红花通经活血；当归尾、生地黄凉血行瘀；连翘、栀子解毒泻火；黄芩燥湿清热；草决明清肝明目；蒺藜、防风、蝉蜕退翳明目；大黄破瘀通经，引邪下行。待炎症消退后，手术矫正内翻倒睫，方才达到彻底治愈目的。

七、劄目证

"劄目"以两眼胞睑不由自主、频繁眨动为主要症状，多见于儿童。本病双眼除眨眼外，其他症状并不明显。发生原因多为小儿营养不良、慢性结膜炎、虫积或食郁生风；亦有因阴虚火旺，灼伤津液，目失滋养而引起。

案例一

吴某，男，10岁，学生，1997年8月17日初诊。

母亲代诉：发现两眼频繁眨眼2个月，在杭州市几家医院检查诊断为"双眼慢性结膜炎"，用过多种眼药水无效。双眼喜揉，少量分泌物，口干喜饮，小便黄。

检查：双眼视力1.5，两眼等大，上、下睑频繁眨动，上睑结膜充血、浸润，球结膜轻度充血，余无异常。舌质红苔薄。

诊断：双眼劄目证。

辨证：风热上扰，脾肺受邪。

治则：疏风清热，宣肺解表。

方选：桑菊饮加味。

处方：桑叶6克，菊花4.5克，桔梗4.5克，黄芩4.5克，连翘4.5克，杏仁3克（炒），甘草3克，薄荷3克，天花粉4.5克，生石膏10克。

水煎服，每日1剂。10%黄连眼药水点眼，每日3～5次。忌食辛热类食品，注意眼部卫生。

二诊（1997年8月26日）：服用上药10日，眨眼次数明显减少，充血和分泌物已经消失，原方去生石膏再服10剂，症状全部消失，停用中药，眼药水继续用1个月。1年后随访，两眼再未复发。

【按语】小儿劄目一证，临床比较常见，病因多为肝风上扰，脾虚疳积，阴虚火旺所致。本例病因为肺胃热盛，风邪外侵。故以桑叶、菊花疏散风热；连翘、黄芩清肺胃之热；桔梗、杏仁宣通肺气；薄荷疏风散热，与桑叶同用，又可气血双清；天花粉生津止渴；生石膏、甘草清胃生津。诸药同用，标本兼治，取效尤捷。

案例二

张某，男，8岁，学生，2003年6月19日初诊。

父亲代诉：发现两眼眨眼3个月，发病前患过"红眼病"，在省某医院用过多种眼药水点后红退。近半个月来眨眼症状加重，眨眼时牵动口鼻。

检查：双眼视力1.2，双眼球结膜不充血，频繁眨眼，眼球运动正常。舌质红无苔。

诊断：双眼剳目证。

辨证：肺阴不足，虚火上炎。

治则：养阴清肺。

方选：清肺生津饮（经验方）。

处方：川贝母4.5克，麦冬6克，地骨皮4.5克，薄荷3克，菊花4.5克，玄参4.5克，桑白皮4.5克，黄芩4.5克，天花粉4.5克。

水煎服，每日1剂。10%黄连眼药水点眼，每日4～6次。忌食辛辣类食品，注意眼部卫生。

二诊（2003年6月30日）：服用上药10剂，眨眼次数大为减少，口鼻连动已除，药既对症，未必更方，原药不动，再服 10 剂。

三诊（2003 年 7 月 11 日）：余症已除，为防止复发，家长要求再服原方 7 剂。1 年后随访，两眼正常。

【按语】本例为结膜慢性炎症所致。患者发病之前患急性结膜炎，虽经治疗，未能根治，余邪未除，肺有虚热，眼部不适，干涩喜眨。方以桑白皮、黄芩清泻肺火，玄参、麦冬甘寒养阴，地骨皮、天花粉清热生津，菊花、薄荷消散风热，川贝母润肺清热。方药对症，应手取效。

八、翼状胬肉

翼状胬肉又名"攀睛"，是一种结膜变性疾病。根据长势情况可分为进行性和静止性两种。本病农村中极为常见。西医多采取手术切除的方法治疗，但术后复发率高，疗效不够理想。中医认为本病是心火上炎，经络瘀滞或由心肺积热所致。

案例一

赵某，男，58 岁，农民，1984 年 6 月 1 日初诊。

患者平素嗜酒吸烟，两眼红赤不退 10 余年，初不在意，近年来影响视力，前来就诊。

检查：右眼视力 0.5，左眼 0.6，双眼球结膜不充血，眼球运动正常，内眦部根生胬肉，体厚色赤，胬肉头部至瞳孔区 1/2 处，余正常。舌苔黄厚。

诊断：双眼进行性翼状胬肉。

辨证：心火上炎。

治则：清心泻火。

方选：泻心汤（经验方）。

处方：生地黄 12 克，木通 6 克，甘草 6 克，竹叶 9 克，车前子 9 克，玄参 9 克，大黄 6 克，牡丹皮 6 克，栀子 6 克，蝉蜕 6 克。

水煎服，每日 1 剂。消胬灵眼药水点眼，每日 4 ～ 6 次。忌烟、酒辛辣类食品。

二诊（1984 年 6 月 13 日）：服用上药 10 日，自觉有所好转，视力双眼 0.8，胬肉头部后退，体部血管明显消退，原药再服 10 剂。

三诊（1984 年 6 月 25 日）：双眼视力 1.0，胬肉体部血管萎缩，红退膜存，停服中药，消胬灵眼药水继续点 1 年，后随访症状稳定。

【按语】患者平时过食辛热，心经实火上炎，致使眦角赤筋集聚，遂生胬肉。方以生地黄、竹叶清热凉血泻心火；木通、车前子清利湿热而降心火；牡丹皮、玄参清热养阴，散瘀活血；栀子、甘草泻心、肺、胃经之火；大黄苦寒泻下，活血祛瘀；蝉蜕退翳明目。诸药同用，心火得降，红赤自退。此外，消胬灵眼药水为中药制剂，主治翼状胬肉，不但能促使胬肉头部后退，还可以使胬肉本身血管萎缩、控制发展。因此，临床上只要症状减轻后，单独使用消胬灵眼药水，就可以达到治疗目的。

案例二

王某，男，48岁，农民，1990年8月9日初诊。

两眼红赤不退约8年，近2年来视力有所下降，时有轻微异物感，口干、溲黄。

检查： 双眼视力0.8，球结膜不充血，内、外眦部根生胬肉，体厚色赤，胬肉头部分别进入瞳孔区约1毫米，浸润明显。舌质红苔少，脉数。

诊断： 双眼进行性翼状胬肉。

辨证： 心肺积热，经络瘀滞。

方选： 泻白散合八正散加减。

处方： 桑白皮9克，地骨皮9克，甘草6克，粳米12克，木通9克，车前子9克，瞿麦6克，萹蓄9克，大黄6克，滑石12克。

水煎服，每日1剂。消胬灵眼药水点眼，每日4～6次。

二诊（1990年8月20日）：服用上药10日，症状有所好转，口干、溲黄已除，双眼视力增至1.0，胬肉体部变薄，充血消退，浸润吸收，继续用原方药10日。

三诊（1990年9月1日）：胬肉红赤已退，膜状变性仍存在，再服中药 7 剂，继续滴用消胬灵眼药水 1 年，双眼胬肉再未复发。

【按语】本例为双侧性翼状胬肉，根据辨证系心火乘肺，火盛克金，治疗当以心肺同治。八正散中木通、车前子泻心火，清肺热；瞿麦、萹蓄降心火，通利小便；滑石、甘草清热利便，泻火解毒；大黄通利泻下；桑白皮、地骨皮泻肺凉血；粳米清肺补胃。本例虽沿用古方，配合得宜，效果良好。

九、球结膜淋巴液潴留

球结膜淋巴液潴留是由于球结膜淋巴管病变导致淋巴液回流障碍，而积聚于球结膜下，状若水泡的疾病。患者一般无任何感觉，但易于复发。查阅中医眼科书，本病类似"状若鱼胞"一证。

案例

秦某，男，43 岁，2005 年 10 月 3 日初诊。

右眼白睛出现水泡 2 个月左右，无不适感，并未在意。近几天饮酒后微胀，前来就诊。

检查：右眼视力 1.2，球结膜不红，内眦部与角膜缘之间有一芝麻大小隆起水泡，无压痛，触之有波动感，余无异常。

诊断：右眼球结膜淋巴液潴留。

辨证： 脾失健运，水湿内停。

治则： 行气利水。

方选： 猪苓汤（经验方）。

处方： 猪苓9克，生白术9克，赤茯苓9克，路路通12克，桂枝9克，陈皮9克，广木香6克，车前子9克，木通9克，泽泻9克。

水煎服，每日1剂。四环素可的松眼膏点眼，每日3次。

二诊（2005年10月10日）：服用上药7剂，积液明显吸收，原方药不动，再服5剂，完全吸收停治。

【按语】本病临床常见，虽无大碍，患者恐惧。《黄帝内经》曰："诸湿肿满，皆属于脾。"治疗以利水消肿为要。五苓散为淡渗利湿名方，用路路通、车前子、木通则利水力更强；加木香、陈皮通利三焦，宗行水先行气，气行则水除矣。

第五章

巩膜病

一、巩膜表层炎

巩膜炎为眼科常见病，根据发病部位的不同，可分为表层巩膜炎和深层巩膜炎两种。两者共同症状有眼球充血，疼痛，畏光和流泪，炎症局部有深红色结节状隆起，明显压痛，结节一般不形成溃疡。此病病程较长，易于复发，对各种西药治疗反应均不敏感。中医称巩膜炎为"火疳"或"白睛俱青"。病因为肺经郁热，外受风邪；痰火内结，湿热蕴结；或热毒久羁，耗阴伤津所致。此外，风湿、结核及其他感染亦可引起本病发生。

案例一

程某，男，28 岁，农民，1992 年 11 月 24 日初诊。

6 个月来左眼红赤、时重时轻，曾在当地医院及外省某医院检查诊断为"巩膜表层炎"，用过多种西药和眼药水未能治愈。两眼隐痛，畏光流泪，口干不多饮，小便黄，大便稍结。

检查： 右眼视力 1.5，左眼 1.2，左眼球结膜充血（++），色紫红，血管推之不移，外眦部至角膜缘 1/2 处见有一扁平状结节样隆起，压痛明显，角膜透明。舌质红苔薄微黄，脉细数。

诊断：左眼上巩膜炎。

辨证：火邪乘肺，痰火内结。

治则：清热泻肺，化痰养阴。

方选：泻肺益阴汤（经验方）。

处方：桑白皮9克，浙贝母6克，天冬9克，甘草6克，地骨皮9克，知母6克，麦冬9克，黄芩9克，生石膏20克，菊花6克，桔梗6克。

水煎服，每日1剂。四环素可的松眼膏点眼，每日3～5次。忌食辛辣类食品。

二诊（1992年12月4日）：服用上药10剂后自觉症状减轻，充血已退一半，结节消失，压而不痛。效不更方，方药不动再服14剂，症状全部消失。随访多次再未复发。

【按语】本例患者病程较长，初为肺经受火邪所侵，结为"疖证"，由于时间过长，治疗未见效果，致使肺阴受损，出现虚实夹杂症状，在立法组方用药时必须祛邪与扶正同用。方中桑白皮、地骨皮、黄芩泻肺清热；麦冬、天冬、知母甘寒清热，滋养肺阴；桔梗、浙贝母清热化痰，引药上行；菊花清热退红；甘草、生石膏清热退火，保肺生津。诸药相伍，补中有泻，补泻结合，故而获效。

案例二

金某，女，32岁，干部，1993年4月10日初诊。

左眼经常发红，症重时眼胀头痛，曾在多家医院检查诊断为"巩膜炎"，经用西药激素、维生素类和抗风湿药治疗不能根治。近期症状又重，疼痛较剧，口干、小便黄，大便秘结。

检查：右眼视力1.2，左眼1.0，左眼球结膜充血（++），巩膜血管扩张，推之不移，内眦部近角膜缘有一扁平状结节隆起，压痛明显，角膜（－），瞳孔正常。舌质红苔薄黄，脉数有力。

诊断：左眼巩膜表层炎。

辨证：热毒上扰，痰火内结。

治则：清热解毒，化痰散结。

方选：四顺清凉饮加减。

处方：大黄9克，龙胆草6克，当归6克，夏枯草10克，黄芩9克，黄连6克，车前子6克，生地黄9克，赤芍6克，防风6克，天花粉6克，蒲公英15克。

水煎服，每日1剂。氧氟沙星眼药水、四环素可的松眼膏点眼，每日4～6次。忌食生冷腥热类食品。

二诊（1993年4月17日）：上药服用6日，便通症减，结节平复，压痛不明显，原方再服7剂。

三诊（1993年4月26日）：症状基本消失，为巩固疗效，原方去大黄、黄连加玄参、天冬各9克，再服12剂。1年内多次随访，未见复发。

【按语】中医学认为"通则不痛，痛则不通"。本例疼痛较甚，内外俱急，故以大黄苦寒泻下为君；当归、生地黄、赤芍凉血活血止痛为臣；蒲公英、天花粉、黄芩、黄连泻火解毒为佐；车前子、龙胆草、夏枯草清肝明目为使；加防风推波助荡，祛风止痛。服药13剂后腑气已通，药已中病，减去大黄、黄连苦寒燥湿之品，加玄参、天冬养阴生津，以固其本，服药25剂，得以症除。由此说明中医治病，应根据病情适时调整方药，可获良效，这就是中医学的治疗特点。

二、深层巩膜炎

案例

尹某，女，29岁，职员，1988年4月9日初诊。

患者患风湿病已有3年。两眼交替发生红赤疼痛15个月，反复发作，久治不愈。出示病历，曾在省、市多家医院检查过，诊断为"双眼周期性巩膜炎"，用过泼尼松、水杨酸钠片和醋酸可的松眼药水、四环素可的松眼膏等药物，虽有短期效果，始终不能根除。左眼近几日赤痛又发，视力下降，饮食较差，月经愆期4日。量少色紫，二便正常。

检查：右眼视力0.6，左眼0.4。左眼球结膜呈弥漫紫红色充血，上方局限性灰蓝色隆起，角膜舌状混浊、浸润，右眼球结膜轻度充血，颞侧巩膜局限性隆起。舌质红边有瘀点，脉沉涩。

诊断：双眼深层巩膜炎，巩膜葡萄肿。

辨证：湿热蕴结，血瘀气滞。

治则：清热化湿，活血行气。

方选：丹溪痛风方加减。

处方：苍术6克（炒），黄柏6克，桂枝6克，防己6克，红花6克，白芷6克，龙胆草6克，川芎6克，桃仁6克，威灵仙6克，羌活6克。

水煎服，每日1剂。四环素可的松眼膏点眼，每日3～5次。忌食生冷辛辣类食品。

二诊（1988年4月15日）：服用上药5剂，疼痛减轻，充血消退一半。右眼视力0.6，左眼0.5。又以原方7剂继服。

三诊（1988年4月24日）：疼痛基本消失，充血已退，结节平复，白睛青蓝色明显，角膜混浊好转，双眼视力0.8。气血已通，湿邪已化，改用补益肝肾法，投杞菊地黄丸2个月善后。

【按语】风湿凌目，阻碍气血运行，结为"火疳"者临床比较常见。两病同为胶原纤维性疾病，常互为因果，治疗中必须以祛风除湿和苦寒燥湿之剂同用，酌加活血化瘀，行气通络药相辅，以治其本，待症状基本消除后，再用滋补肝肾法图本顾标，巩固疗效。

第六章

角膜病

一、细菌性角膜炎

角膜炎种类繁多，情况复杂，命名及分类尚未一致。细菌性角膜炎是其中一种，它的发病主要受肺炎双球菌、葡萄球菌和链球菌感染所引起。由于细菌毒力强、发展快，如果治疗不及时或者方法不当，常可引起角膜溃疡。中医属"聚星障"范畴。本病多因外感风热，或肝经伏火，痰火湿热，肝肾阴虚，虚火上炎所致。

案例一

吴某，男，33岁，1986年5月3日初诊。

左眼红赤、怕光、异物感7日左右，自购金霉素眼膏、氯霉素眼药水点后未见效果。昨日饮酒后症状加重，疼痛难睁，泪涕交加，口干不饮，二便正常。

检查：左眼视力0.4，右眼1.2，左眼胞睑微肿，球结膜充血（+++），角膜散在性细小点状浸润，荧光素染色（+）。舌质红苔白，脉数有力。

诊断：左眼细菌性角膜炎（浅层）。

辨证：外感风热，引动伏邪。

治则：辛凉解表。

方选：银翘散加减。

处方：金银花9克，连翘6克，竹叶6克，荆芥6克，牛蒡子9克，薄荷6克，天花粉6克，黄芩6克，黄连4.5克，蝉蜕6克，菊花9克。

水煎服，每日1剂。10%黄连眼药水、氯霉素眼药水交替点眼，每日4～6次。忌食辛辣类食品，避免户外活动。

二诊（1986年5月9日）：服用上药5日红肿大退，疼痛已除，仍有轻微怕光、异物感，视力0.6，角膜染色少量着色，守原方再服6剂症状消失，视力1.0停治。

【按语】浅层角膜炎临床十分多见。本例内有实热，外感风邪，上犯于目，出现目赤生翳。方以银翘散发散风热，轻清透邪，加黄连清除里热，菊花清降肺火，蝉蜕散风退翳。诸药相合，共奏祛风清热，明目退翳之功。

案例二

杨某，男，37岁，教师，1989年5月12日初诊。

患者平素经常饮酒、喜食辛辣类食品。右眼半月前红赤生翳，视力下降，疼痛怕光，泪热如汤，异物感明显，10日前经某医院检查诊断为"角膜实质炎"，经用维生素、抗生素口服，眼药水用过疱疹净、病毒啉和阿托品等均不见效果。口苦咽干，小便短黄，大便稍结。

检查： 右眼视力 0.04，左眼 1.0，右眼混合性充血
（+++），角膜中央偏下方有约 3 毫米 ×4 毫米的灰白色浸
润区，边缘不清，荧光素染色（+），角膜知觉测验敏感，
瞳孔药物性散大，前房清。舌质红苔黄，脉弦数。

诊断： 右眼深层角膜炎。

辨证： 肝胆湿热，兼夹风邪。

治则： 清肝利湿。

方选： 泻青丸加味。

处方： 龙胆草 6 克，栀子 6 克，大黄 6 克，川芎 4.5
克，羌活 6 克，防风 6 克，当归 6 克，黄芩 6 克，青葙子
9 克，车前子 9 克。

水煎服，每日 1 剂。诺氟沙星眼药水、卡那霉素眼药
水点眼，每日 4～6 次。忌食辛热、酒类食品，避免外出
受风。

二诊（1989 年 5 月 17 日）：服用上药 4 剂，症状略有
减轻，原药不动再服 5 剂。

三诊（1989 年 5 月 23 日）：症状明显减轻，右眼视力
0.2，充血（+），角膜水肿消失，浸润已经吸收，脉、舌正
常，原方去大黄再服 5 剂。服药后炎症全部消退，角膜留
有瘢痕，荧光素染色（-），改用蒙花退翳散 14 剂，视力
上升至 0.6 停治。1 年内多次随访，未有复发。

【按语】 角膜炎实质为一种较深层的炎症。角膜染色有的
有少量着色，也有的不着色。本例初诊时检查角膜着色，根

据临床表现辨证为肝经湿热较重、兼夹风邪，非苦寒不能平，所以用龙胆草、大黄泻肝下行，羌活、防风搜风散火，栀子泻三焦郁火，黄芩清热燥湿，车前子、青葙子清肝退火，当归、川芎养血润肝。诸药相伍，泻中有补，散润适中，待炎症消退后，改用退翳明目方药，尽量减少角膜瘢痕以增加视力取效。

案例三

秦某，男，56岁，农民，1987年7月2日初诊。

右眼红肿、畏光7日，黑睛猝起星翳，视力下降，泪热如汤，痛痒并作，口干欲饮，小便短黄。

检查： 右眼视力0.12，左眼1.5，右眼球结膜混合性充血（+++），角膜中央有约3毫米×4毫米大小的灰白色浸润区，边缘水肿，知觉测验敏感，角膜后沉着物（KP）（－），前房清，虹膜纹理清楚，瞳孔正常大小，对光反射敏感。舌质红苔薄黄，脉弦数。

诊断： 右眼细菌性角膜炎。

辨证： 肝经风热上扰。

治则： 清泻肝热，佐以祛风。

方选： 连翘散（《银海精微》）。

处方： 连翘9克，龙胆草6克，草决明12克，黄芩6克，羌活6克，蒺藜6克，密蒙花9克，蝉蜕6克，防风6克，菊花9克，甘草6克。

水煎服，每日1剂。卡那霉素眼药水、氯霉素眼药水交替点眼，每日4～6次。忌食辛辣类食品。

二诊（1987年7月8日）：服用上药5日后，刺激症状明显减轻，视力未有变化，原方再服5剂。

三诊（1987年7月15日）：症状已减大半，视力上升至0.3，患眼感觉微痒，原方中加木贼9克又服10剂，炎症全部消失。后因角膜薄翳未退，改用蒙花退翳散10剂，视力0.8停治。

【按语】目为肝窍，黑睛属肝，角膜炎发于肝胆之经实属多见。连翘散中龙胆草、草决明为清肝泻火要药；连翘、黄芩清热解毒；羌活、防风散目中滞气；蝉蜕、蒺藜散风退翳；甘草、菊花泻火解毒，祛风退红；密蒙花清肝明目，善祛目赤疼痛诸症。待炎症消失后，改服退翳明目方剂，主要以提高视力为目的。

二、病毒性角膜炎

病毒性角膜炎是一种常见而多发的眼病，受单疱病毒所引起者最为多见。本病的主要特点是病程长，反复发作，经久不愈，难以根治，致盲率较高，任何年龄均可发病，大多数为单眼发病，双眼者比较少见。发病前常伴有感冒发热，或其他发热、腹泻等机体免疫功能低下的情况，也有因角膜受外伤后发生，部分女性患者常在月经期前后复

第六章 角膜病

发。根据角膜受损程度和形态差别，可分为点状、树枝状、盘状和地图状角膜炎。中医称为"聚星障""聚开障"。病因多为肝经伏火，外感风邪，痰火湿热或虚火风邪所致。

案例一

孔某，男，39岁，农民，1978年2月9日初诊。

右眼患"病毒性角膜炎"10年，经常复发，中、西药治疗数次，并作过角膜烧灼术，始终未能控制复发。7日前感冒发烧后炎症又起，畏光流泪，口苦咽干，烦渴引饮，心烦不寐，小便短黄，大便秘结。

检查： 右眼视力0.04，左眼1.2，右眼混合性充血（+++），角膜中央偏外缘见有3毫米×4毫米的混浊浸润区，周围水肿，知觉测试消失，前房清，虹膜纹理清楚，瞳孔正常大小，对光反射良好。舌质红苔黄，脉弦数有力。

诊断： 右眼病毒性角膜炎（复发）。

辨证： 肝火炽盛，风邪上乘。

治则： 清肝泻火，佐以祛风。

方选： 洗肝散加减。

处方： 羌活6克，防风6克，黄芩6克，龙胆草6克，栀子6克，生地黄9克，大黄6克，木通6克，泽泻9克，赤芍9克，紫苏梗9克。

水煎服，每日1剂。病毒啉眼药水、氯霉素眼药水交替点眼，每日4～6次。注意休息，忌食辛热类食品。

二诊（1978年2月15日）：服用上药5日，大便日解1～2次，诸症减轻，视力未增，原方去大黄，加车前子9克，再服5剂。

三诊（1978年2月22日）：自觉症状大为减轻，时感眼痒，眼球充血（＋），角膜水肿已退，浸润吸收，效不更方，原方再服10剂。

四诊（1978年3月5日）：炎症基本消除，角膜混浊明显，视力0.15，改服玉屏风散加退翳药20剂，视力0.3停治。1年后随访，未有复发。

【按语】病毒性角膜炎是一种治疗非常棘手的疾病，常在身体免疫功能低下的情况下反复发作，多次发作后，角膜形成障翳，严重影响视力。本例就诊时视力已经严重受损。根据临床表现并结合全身体征，本例属肝火上炎型，故以龙胆草、栀子清肝泻火，生地黄、黄芩凉血清热，羌活、防风祛风胜湿，木通、泽泻清肝泄热，大黄泻火下行，赤芍凉血活血，紫苏梗行气宽中。待炎症消退后，改用玉屏风散，益气固表，酌加退翳药增加视力，基本上达到了视力增加、减少复发的效果。

案例二

邱某，男，37岁，1980年9月11日初诊。

左眼宿翳约14年之久，每因发热或肠炎腹泻后复发，往日复发曾多次就诊于先父之手，服药不过10余剂，即可炎消翳平，但每发一次，视力均有所下降。近期感冒发热后2日，热退翳起，畏光流泪。口苦咽干，小便微黄，大便正常。

检查：左眼视力0.08，右眼1.5，左眼胞睑微肿，球结膜混合性充血（+++），角膜中央树枝状混浊、浸润，色灰白，边缘水肿，角膜知觉消失，荧光素染色着色，KP（−），前房清，瞳孔正常。舌质红苔薄白，脉浮数。

诊断：左眼病毒性角膜炎（树枝状）。

辨证：肝胆郁热，外感时邪。

治则：表里双解。

方选：新制柴连汤加减。

处方：柴胡6克，黄连6克，黄芩6克，赤芍9克，蔓荆子6克，栀子6克，龙胆草6克，木通6克，荆芥6克，防风6克，蝉蜕6克。

水煎服，每日1剂。10%黄连眼药水、羟苄唑眼药水交替点眼，每日4～6次。忌食生冷刺激类食品。

二诊（1980年9月15日）：服用上药4剂，症状无减轻，视力0.1。方药不动，再服4剂，以观效果。

三诊（1980年9月20日）：药已见效，除视力未增外，其他症状均已消除。方药不动，又服5剂。

四诊（1980年9月27日）：球结膜不充血，角膜混浊，染色不着色，视力0.15，改用蒙花退翳散14剂，视力上升至0.4停治。3年内多次随访，未曾复发。

【按语】本例为树枝状角膜炎，为单疱病毒所致。本例病程长且多次复发，此次复发是新感引动伏邪，表现为内、外俱急诸症。故以柴胡、荆芥、防风、蝉蜕清解外邪；黄连、黄芩、栀子泻火解毒，以消内热；木通利水泄热；蔓荆子疏散风热，清利头目；赤芍祛瘀止痛；龙胆草泻肝胆实热。全方内清外解，表里同治，初诊服药4剂未见效果，实属病久日深，短期难以取效，非药未对症。又服4剂，情况有所转机，这说明中医治病，只要谨守病机，认证准确，即可见效，不可急于求成。

案例三

金某，女，32岁，职员，1979年3月20日初诊。

1个月前头额部患带状疱疹，右眼受到感染，经当地医院中、西药治疗头额部疱疹虽已结痂痊愈，但右眼炎症不退，视力下降，畏光流泪，头疼眼痛，异物感明显，口干不饮，二便正常。

检查：右眼视力0.06，左眼1.0，右眼混合性充血（++），角膜散在性点状浸润，水肿，荧光素染色（+）。舌苔黄，脉数有力。

诊断：右眼病毒性角膜炎。

辨证：热毒壅盛，风邪上攻。

治则：清热解毒，佐以疏风。

方选：银连解毒汤加减（经验方）。

处方：金银花12克，连翘9克，防风6克，黄芩9

克，白芷 6 克，柴胡 6 克，蒲公英 20 克，紫花地丁 20 克，蝉蜕 6 克，板蓝根 10 克，决明子 9 克。

水煎服，每日 1 剂。疱疹净眼药水、金霉素眼膏交替点眼，每日 3 ～ 5 次。忌食辛辣类食品。

二诊（1979 年 3 月 27 日）：服用上药 5 日，症状开始减轻，视力 0.1，眼球充血（＋＋），头疼眼痛好转，余毒未清，方药不动，再服 5 剂。

三诊（1979 年 4 月 2 日）：疼痛已除，右眼能睁，视力 0.4，角膜染色（－），混浊未减，原方去蒲公英、紫花地丁，加密蒙花 9 克、木贼 6 克清肝退翳，又服 15 剂，视力上升至 1.0，停止用药。

【按语】本例由带状疱疹感染而发，经过治疗面额部疱疹虽愈，但未用眼科药物，故角膜炎症不退。药用防风、白芷发散风邪；柴胡、黄芩清肝胆之热；金银花、连翘、蒲公英、紫花地丁清解热毒；蝉蜕、决明子清肝退翳；板蓝根清热凉血，祛除风热火毒。三诊时见热毒已除，减去蒲公英、紫花地丁加密蒙花、木贼退翳明目善后。

案例四

徐某，男，53 岁，工人，1991 年 4 月 17 日初诊。

患者左眼患"病毒性角膜炎"12 年之久，每隔 1 ～ 2 年复发 1 次。左眼于 2 个月前炎症又起，当地医院治疗不见好转，转至省某医院诊断为"左眼复发性单疱病毒性角膜炎、继发虹膜睫状体炎"收院治疗 20 日虽有好转，出院后症状又起，视力又降，头疼眼痛，怕光难睁。口苦咽干，胸闷食少，动作多汗，小便微黄，大便正常。

检查：右眼视力 0.8，左眼 0.08，左眼混合性充血（++），角膜中央弥漫性混浊、浸润，聚积呈地图样分布，KP（+），瞳孔散大（药物性），房水轻度混浊，角膜知觉减退。舌苔厚白，脉数。

诊断：左眼病毒性角膜炎，继发前葡萄膜炎。

辨证：肝胆实热。

治则：清肝泻火。

方选：龙胆泻肝汤。

处方：龙胆草 6 克，栀子 6 克，黄芩 6 克，柴胡 6 克，生地黄 9 克，车前子 9 克，泽泻 9 克，木通 6 克，甘草 6 克，当归 9 克，赤芍 9 克。

水煎服，每日 1 剂。疱疹净眼药水、金霉素眼膏交替点眼，每日 4～6 次，忌食生冷刺激类食品。

二诊（1991 年 4 月 28 日）：服用上药 10 日，症状有增无减，头晕，厌食油腻，神疲乏力，大便溏泄。此乃妄用寒凉，脾胃损伤，药不对症，未能取效。速应改弦更张，以扶正祛邪法投之。

处方：生白术 9 克，黄芪 15 克，防风 6 克，蒺藜 9 克，蝉蜕 6 克，陈皮 9 克，柴胡 6 克，木贼 9 克，枳壳 6 克，栀子 6 克，车前子 9 克。

三诊（1991年5月5日）：服药7剂初见转机，饮食增加，精神亦见好转，左眼炎症已退，KP消失，浸润部分吸收，视力上升至0.15，药既应手，未必更张，原方不动又服30剂。

四诊（1991年6月6日）：左眼视力0.4，眼球不充血，角膜中央混浊，虹膜点状粘连，瞳孔欠圆，对光反射部分敏感，瞳孔区点状色素脱落，晶状体混浊，停用中药，改服明目地黄丸和治障宁眼药水3个月。

【按语】本例同样是病毒性角膜炎，由于体质状况不同，初诊时只注意局部症状，忽视了整体素质，应用常法非但未能取效，反而使病情加重，后改用扶正祛邪法后，方才化险为夷。这说明中医治病非常讲究整体观念，病随体异，用药亦有所不同。治疗中知常法又知变法，才能获取良效，否则，墨守成规，按图索骥，易犯虚虚实实之过。

三、角膜溃疡

角膜溃疡是角膜炎中常见而比较严重的一种疾病。本病发病急，来势凶，变化大，并发症多，常因治疗不及时或者方法不当导致失明。发病原因大多为细菌或病毒感染所致，亦有因外伤所引起。中医根据症状不同，命名亦不相同，对症状稍轻的称"花翳白陷"，症状重的则称"凝脂翳"。病因多为内脏蕴热，火热上攻，外感风热毒邪，肺肝积热，气血壅滞；或热毒相搏上犯，蒸灼肝胆脉络，气血瘀滞，黑睛失养；亦有因黑睛表层损伤，风热毒邪乘虚袭入所为。若原有"漏睛"，更易酿成此病。

案例一

孟某，男，51岁，农民，1981年4月28日初诊。

左眼红赤异物感伴头痛眼疼5日，畏光难睁，泪涕交加，微恶风寒，口干欲饮，小便微黄，大便稍结。

检查： 右眼视力1.0，左眼0.08，左眼混合性充血（+++），角膜中央偏下方有一约芝麻大小白色溃疡面，状若花瓣，中间凹陷，前房清，虹膜、瞳孔正常。舌质红苔厚白，脉浮数。

诊断： 左眼角膜溃疡。

辨证： 内有实火，外召风邪。

治则： 解表清里，三焦通治。

方选： 菊花通圣散加减。

处方： 菊花9克，防风6克，栀子6克，麻黄4.5克，大黄6克，赤芍6克，连翘9克，荆芥6克，甘草4.5克，黄芩6克，金银花9克，生石膏30克。

水煎服，每日1剂。10%黄连眼药水、卡那霉素眼药水交替点眼，每日4～6次。庆大霉素2万单位，浅眶注射，隔日1次，连用3次。忌食生冷刺激类食品。

二诊（1981年5月2日）：服用上药5日，便通症减，原药再用 5 日。

三诊（1981 年 5 月 7 日）：症状基本消失，余红未退，角膜溃疡凹陷修复，边缘清洁，视力 0.15，原方去大黄、麻黄、荆芥、生石膏，加青皮、蝉蜕、蒺藜行气退翳，又服 12 剂，炎症全退，角膜薄雾状混浊，荧光素染色（－），视力 0.6 停治。

【按语】角膜溃疡属眼科重病，常因治不得法变证蜂起。故《秘传眼科龙木论》指出："服药治疗，不得失时。"本例表现为内外俱急症状，投菊花通圣散内清外解，表里同治，同时应用庆大霉素浅眶注射，控制炎症，提高疗效，中、西药联用对角膜修复，缩短病程可起到很好的作用。

案例二

何某，男，38 岁，农民，1986 年 6 月 10 日初诊。

患者素有饮酒及喜食辛辣嗜好。7 日前左眼疼痛，有异物感，畏光流泪，视力下降。口苦咽干喜冷饮，小便短黄，大便干燥。

检查：左眼视力 0.1，右眼 1.2，左眼混合性充血（＋＋＋），角膜中央偏鼻侧见有 3 毫米 ×4 毫米大小灰白色浸润区，中间凹陷，边缘水肿，KP（－），前房清，房水无混浊，瞳孔偏小，对光反射存在。舌苔厚白，脉弦数有力。

诊断：左眼角膜溃疡。

辨证：肝胃积热，火毒上攻。

治则：泻火解毒。

方选：银连解毒汤加味。

处方：金银花 12 克，大黄 9 克，草决明 9 克，防风 6 克，栀子 6 克，蒲公英 30 克，紫花地丁 15 克，黄芩 9 克，青葙子 6 克，连翘 9 克，生石膏 30 克。

水煎服，每日 1 剂。卡那霉素眼药水、氯霉素眼药水交替点眼，每日 6～8 次。庆大霉素 4 万单位，左眼浅眶注射，隔日 1 次，连续 3 次。忌食腥热类食品，避免户外活动。

二诊（1986 年 6 月 17 日）：服用上药 3 日后大便通，症状略有缓解，用至 6 日疼痛减轻，球结膜充血（++），溃疡范围缩小，表面清洁，视力 0.1，原药不动再服 5 剂。

三诊（1986 年 6 月 22 日）：刺激症状基本消失，视力 0.3，溃疡表面修复，荧光素染色仍见少量着色，原方中去大黄、栀子、生石膏，加蝉蜕、木贼、青皮又服 6 剂。

四诊（1986 年 6 月 29 日）：炎症已全退，角膜留下浅灰色瘢痕，染色（－），测视力 0.5，改用蒙花退翳散 14 剂，视力上升至 0.8 停治。

【按语】本例为过食辛热，肝胃郁火，外召风邪而发病，据症状所见属邪重毒深，非大剂量解毒泻火之剂能所除也。方中重用金银花、紫花地丁、蒲公英，连翘清热解毒；再入大黄清热泻下，釜底抽薪；青葙子、草决明清肝泻火，另外，青葙子有扩瞳功能，可减轻虹膜刺激；栀子、黄芩清热泻火；

防风祛风止痛；生石膏清胃生津。再加庆大霉素浅眶注射增加疗效。方药对症，布阵合理，虽为险症，化险为夷。

案例三

董某，男，51 岁，农民，1985 年 4 月 28 日初诊。

左眼红赤生翳、畏光异物感 5 日，眼疼连头，视力剧降，泪热如汤，饮食减少。口干，小便黄，大便干燥。

检查：左眼视力 0.08，右眼 1.0，左眼混合性充血（+++），角膜中央偏颞侧有约 3 毫米 ×4 毫米大小溃疡面，色灰白，表面凹陷不平，边缘水肿，前房清，瞳孔正常大小，对光反射存在。舌质红苔薄黄，脉浮数。

诊断：左眼角膜溃疡。

辨证：火毒炽盛，兼夹风邪。

治则：泻火解毒，清热祛风。

方选：四顺清凉饮子加减。

处方：龙胆草 6 克，黄芩 9 克，车前子 9 克，赤芍 6 克，当归 6 克，生地黄 9 克，大黄 9 克，黄连 4.5 克，防风 6 克，枳壳 6 克，羌活 4.5 克，天花粉 6 克。

水煎服，每日 1 剂。10% 黄连眼药水、卡那霉素眼药水交替点眼，每日 4 ～ 6 次。忌食生冷腥辛类食品。

二诊（1985 年 5 月 4 日）：服用上药 5 日，疼痛略减，余症同前，方药不动，再服 5 剂。

三诊（1985 年 5 月 10 日）：已见效果，饮食增加，充血已退一半，视力 0.2，溃疡面清洁，范围缩小约 1/2，原方去大黄、生地黄，加蒺藜 9 克，又服 7 剂。

四诊（1985 年 5 月 18 日）：刺激症状消失，角膜染色仍有点状着色，视力 0.3，原方中去黄连、羌活，加木贼 9克，7 剂。后改用养阴退翳药 10 剂，视力 0.6 停治。

【按语】本例为火毒俱盛之证，病在关键阶段，非大黄急下火势难平；再以黄芩、黄连泻火泄热；龙胆草、车前子清利湿热；羌活、防风祛风胜湿；生地黄、当归凉血养血；赤芍活血止痛消肿；天花粉生津止渴；枳壳理气宽中。炎症消退后，改用退翳明目之剂善后，以获全功。

四、匐行性角膜溃疡

匐行性角膜溃疡系化脓性角膜炎症，在角膜病中属最严重的一种。因病灶发展向角膜中央浸润，引起组织迅速坏死形成溃疡蔓延到整个角膜组织，同时出现前房积脓、角膜后脓疡与虹膜炎症。如果病情得不到有效控制，最后可导致角膜穿孔、虹膜脱出等情况发生。最重的病例由于角膜穿孔后，引起眼球后部感染，发生全眼球炎，最终导致眼球痨。部分病例炎症消退后，因角膜形成瘢痕与虹膜粘连，成为粘连性角膜白斑，严重影响视力，中医称此为"黄液上冲"，角膜穿孔虹膜脱出者称为"蟹睛"。病因多为过食辛热炙煿、油腻肥甘之品，脾胃积热上冲于目，蒸腐黄仁所致；另有肝胆蕴热，外感毒邪，热毒上扰而发；亦有因角膜外伤后感染或体弱劳倦，饮食不节，内伤脾胃或寒湿太久化火，蒸腐黄仁，凝聚成脓，遂生此疾。

案例一

秦某，女，22岁，未婚，1983年9月18日初诊。

8日前患者脱粒机打稻时，右眼被稻粒击中，伤后第2日发炎，曾在当地医院西药治疗3日未效。现症状加剧，伤眼畏光流泪，疼痛难睁，轻微恶寒发热，口渴、溲黄。

检查：右眼视力0.04，左眼1.5，右眼混合性充血（+++），胞睑微肿，角膜2点位有一约3毫米×2毫米溃疡区，表面被黄白色分泌物覆盖，前房积脓平面占瞳孔1/3，色淡黄。舌质红苔厚白，脉数有力。

诊断：右眼匐行性角膜溃疡。

辨证：热毒壅盛，兼夹风邪。

治则：清热解毒，佐以排脓止痛。

方选：黄连解毒汤加味。

处方：黄连6克（炒），黄芩6克，黄柏6克，栀子6克，连翘9克，防风6克，天花粉6克，竹叶9克，金银花9克，乳香6克。

水煎服，每日1剂。卡那霉素眼药水、10%黄连眼药水点眼，每日6～8次。忌食生冷辛辣类食品，注意休息。

二诊（1983年9月22日）：服用上药3剂，疼痛好转，积脓吸收一半，原方不动，又服 3 剂。

三诊（1983 年 9 月 26 日）：右眼充血（＋），溃疡面清洁，前房积脓吸收，原方加蒺藜 9 克再服 5 剂，一切刺激症状消失，角膜留有瘢痕，视力 0.3。后改服退翳明目之剂 12 剂，视力 1.2 停治。

【按语】匐行性角膜溃疡因外伤后感染比较多见。本例由于黑睛受损，风热邪毒乘隙而入，导致血瘀气滞，脉络不通，肉腐成脓。投黄连解毒汤泻三焦实火；金银花、连翘清热解毒；天花粉、竹叶清热生津，防三黄苦寒太过，损伤胃阴；防风散目中滞气，祛风止痛。病至后期，脓尽炎消，留下瘢痕时，改用退翳明目法善后。

案例二

程某，女，36 岁，农民，1982 年 6 月 6 日初诊。

素有情志不畅，心烦意乱。半个月前左眼突然发红生翳，畏光流泪，疼痛难睁，视力下降，曾在县某医院诊断为"角膜溃疡"，中、西药治疗未效，前来我院求治。疼痛难忍，呻吟不已，口苦咽干，溲黄、便秘。

检查：右眼视力 1.5，左眼数指 /60 厘米，眼球混合性充血（＋＋＋），角膜中央下方有芝麻大小溃疡区，表面被黄白色分泌物覆盖，拭之不去，前房积脓平面约占前房 2/3，余不能见。舌质红苔黄厚，脉数。

诊断：左眼匐行性角膜溃疡。

辨证： 肝经郁火，邪毒上攻。

治则： 清肝泻火，排脓止痛。

方选： 加减泻青丸。

处方： 龙胆草6克，栀子6克，黄芩9克，大黄6克，当归6克，川芎6克，枳壳6克，金银花15克，车前子9克，甘草6克，蒲公英20克，白芷4.5克。

水煎服，每日1剂。卡那霉素眼药水、金霉素眼膏点眼，每日5～7次。庆大霉素4万单位浅眶注射，隔日1次，连用3次。

二诊（1982年6月10日）：服用上药4日，症状略见减轻，守原药再用7日。

三诊（1982年6月18日）：疼痛大减，充血消退，角膜溃疡修复，积脓吸收，前房已清，角膜混浊，改用理气养血，退翳明目之剂15剂翳除，视力1.0停治。

【按语】 本例为情志所伤，肝胆郁火，火邪上攻，神水被灼。"热甚则肉腐，肉腐则成脓"，肝胆实火，非苦寒不能平，故以龙胆草、栀子、黄芩、大黄苦寒泻下，通便泄热；金银花、蒲公英、甘草清热解毒；白芷、防风散风排脓止痛；当归、川芎养血活血；枳壳行气宽中；车前子利湿清热。待诸症消除后，改用养血退翳之品善后，以求增加视力，并获全功。

案例三

赵某，男，54岁，1981年8月30日初诊。

右眼红赤生翳，疼痛难睁，视力下降 10 日。7 日前曾在某医院诊断为"匐行性角膜溃疡"，中、西药治疗效果不显。现疼痛难忍，呻吟不已，头如刀劈，寝食不安，口臭气粗，烦渴引饮，小便短黄，大便 4 日未解。

检查： 右眼视力数指 / 眼前，左眼 1.2，右眼混合性充血（+++），角膜中央有芝麻大小黄白色溃疡面，前房积脓平面达瞳孔 2/3 处，余不能见。舌苔黄燥少津，脉洪大有力。

诊断： 右眼匐行性角膜溃疡。

辨证： 热结腑实，三焦关格。

治则： 通腑泄热，急下存阴。

方选： 大承气汤合白虎汤加味。

处方： 大黄 9 克，芒硝 6 克，枳实 6 克，厚朴 9 克，竹叶 9 克，知母 9 克，天花粉 9 克，甘草 6 克，生石膏 30 克。

水煎服，每日 1 剂。1% 阿托品眼药水点眼，每日 3 次；氯霉素眼药水点眼，每日 3～6 次。庆大霉素 4 万单位，浅眶注射，隔日 1 次，连续 3 次。忌食生冷腥味及刺激类食品，避免户外活动。

二诊（1981 年 9 月 4 日）：服用上药 4 日，大便已通，诸症减轻，饮食稍增，夜能入睡，原方中去芒硝，大黄减为 6 克，再服 4 剂。

三诊（1981 年 9 月 9 日）：疼痛大为缓解，球结膜充血（++），角膜溃疡面清洁，前房积脓吸收，瞳孔药物性散大，原方去大黄、生石膏加连翘9克、当归6克，又服10剂。

四诊（1981年9月20日）：炎症已去，角膜留有瘢痕，荧光素染色（－），改用益气退翳明目汤剂15剂，查视力0.8停治。

【按语】过食辛热厚味之品，热结脾胃，化火上冲，则黑睛生翳，脓聚睛内。本例躁、烦、热、渴四证俱全，首诊以白虎汤合大承气汤清热泻火，急下救阴。药至三诊，火势已退，减去大黄、生石膏，加连翘清除余毒，当归散肿止痛、养血生肌，最后以退翳明目方药收功。

案例四

曹某，男，40岁，工人，1979年7月8日初诊。

左眼发红生翳15日，怕光难睁，视力下降，曾在某医院诊断为"角膜溃疡"，用过青霉素球结膜下注射2次，内服四环素片、长效磺胺等，外用1%阿托品眼药水、金霉素眼膏和氯霉素眼药水等不见好转。现头痛如裹，胸闷不舒，食少厌油，口干不饮，小便黄，大便溏泄。发病前曾外出受过雨淋。

检查：左眼视力0.1，右眼1.2，左眼混合性充血（+++），角膜5点方位见有3毫米×2毫米大小溃疡区，中央凹陷、边缘水肿，前房积脓平面高达2毫米，瞳孔药物性散大。舌胖苔腻，脉滑数有力。

诊断： 左眼匐行性角膜溃疡。

辨证： 湿热蕴结，上薰清窍。

治则： 清热化湿，排脓止痛。

方选： 当归拈痛汤加减。

处方： 茵陈15克，黄芩6克，羌活6克，甘草4.5克，防风6克，猪苓9克，泽泻6克，知母6克，当归9克，葛根9克，苍术6克（炒），夏枯草9克。

水煎服，每日1剂。10% 黄连眼药水、斑马眼药水交替点眼，每日6～8次。忌食腥、辛类食品，注意休息，避免户外活动。

二诊（1979年7月14日）：服用上药5日初见效果，疼痛略减，饮食有味，原方不动，再服5剂。

三诊（1979年7月20日）：已见效显，视力上升至0.3，积脓吸收大半，角膜溃疡面缩小，原方又服7剂。

四诊（1979年7月29日）：湿邪已除，积脓全部吸收，角膜溃疡愈合，荧光素染色（－），改服五味异功散加疏肝理气之类药物20剂，视力1.0停治。

【按语】本例里热素盛，病前淋雨，感受山岚瘴气，湿热相搏，阻塞经络，上薰清窍，黑睛受蒸作脓而致黄液上冲，出现胸闷食少、厌油便溏等症。中焦湿热内阻，治当利湿清热，当归拈痛汤主治湿重疮疡之证，功能为燥湿清热，上下分消，宣通血脉，消肿止痛，在本例应用中减去补气升举的人参、升麻和过于苦寒燥湿的苦参，增加夏枯草以消痈散肿。待脓去炎消，湿热已除后，改用五味异功散补益脾胃，再入退翳药相伍，而获根治。

案例五

谭某，女，49 岁，1983 年 8 月 18 日初诊。

患者体质素差，右眼自幼疳积上目后留下白斑，视力不佳。左眼 1 个月前红赤生翳，疼痛难睁，当地医院治疗不见效果，反而病情加重，遂去市某医院检查诊断为"左眼匐行性角膜溃疡，右眼陈旧性粘连性角膜白斑"，住院治疗 2 周仍未见效，要求出院来我院求治。现眼疼头昏，入夜尤甚，视力极差、行动不便，不思饮食，自汗怕风，口干不饮，大、小便少。

检查：右眼数指/眼前，左眼 0.02，球结膜充血（++），角膜 7 点方位见有 3 毫米 ×4 毫米大小溃疡面，表层有灰白色分泌物附着，前房积脓平面达瞳孔 2/5 处，色淡质稀，能随头部转动而移动。舌质淡红苔白，边有齿痕，脉沉细无力。

诊断：左眼匐行性角膜溃疡。

辨证：卫气不固，毒邪内陷。

治则：益气托毒，扶正达邪。

方选：托里十补散加减。

处方：太子参 9 克，黄芪 15 克，川芎 6 克，当归 9

克，白芷6克，防风6克，甘草6克，厚朴6克，肉桂4.5克，白及9克。

水煎服，每日1剂。10%黄连眼药水、磺胺醋酸钠眼药水交替点眼，每日6～8次。忌食辛热类食品，适当增加营养。

二诊（1983年8月24日）：服用上药5剂，症状有所减轻，疼痛好转，饮食增加，左眼视力0.1，方药对症，不必更动，守原方继服10剂。

三诊（1983年9月6日）：症状大减，角膜溃疡面修复、前房积脓吸收，视力增加至0.3，方药不动，再服10剂。

四诊（1983年9月17日）：除视力较差外，其他症状全部消失，改用蒙花退翳散20剂，视力1.0，停止治疗。

【按语】患者为体质虚弱之人，遭受外邪侵袭，邪热久羁，耗气伤阴，乃致邪毒内陷，脓聚睛内。《黄帝内经》曰："邪之所凑，其气必虚。"故本例在立法组方时应用托里十补散，益气托毒。方中太子参、黄芪补气生津，托毒固表；当归、川芎和血养阴；白芷、甘草排脓解毒；肉桂温通血脉，兼以止痛；防风散目中滞气；厚朴消胀除满；白及去腐生肌，收敛消肿。全方内托外消，出奇制胜。通过本例治疗也能说明，中医治病不仅要明其原因，更重要的是认识其本，病随体异，药随证变，依据病情，全面分析，随证施治，方可获得很好的效果。

五、角膜软化症

角膜软化症多发生于儿童，常由于消化不良而导致维生素 A 缺乏，引起角膜溶化及坏死。本病早期症状可出现夜盲、眨眼、怕光、不睁眼，相继出现结膜、角膜干燥，无光泽，常为双眼同时发病。本病轻者经过及时适当治疗一般预后较好，视力可以不受影响；严重者可导致角膜穿孔形成白斑影响视力，甚至完全失明。中医称为"疳积上目"。小儿多因断奶后喂养不善，或患痘疹、热病中一味忌口，导致营养不足，亦有因饮食不洁，造成虫积或腹泻，损伤元气，酿成"疳眼"发生。

案例一

江某，女，5 岁，1978 年 9 月 10 日初诊。

母亲代诉：患儿 1 个多月前啼哭不止，继则出现声音嘶哑，两眼喜眨，暗光下行走困难，食少多饮，入睡难眠，小便混浊如泔，大便溏泄呈灰白色。

检查：精神萎靡，低头不欲见人，声音低微嘶哑，皮肤粗糙。双眼球结膜表面干燥，角膜无光泽，状如涂油脂，眼球转动时眦角部出现三角形斑，腹部充气膨胀，余检查不合作。

诊断：双眼角膜软化症。

辨证：脾胃衰弱，元气损伤。

治则：调理脾胃。

方选：参苓白术散加味。

处方：党参 4.5 克，茯苓 4.5 克，陈皮 4.5 克，白术 4.5 克，炙甘草 3 克，山药 4.5 克，扁豆 3 克，砂仁 3 克，薏苡仁 4.5 克，鸡内金 4.5 克，神曲 3 克。

水煎服，每日 1 剂。

煅石决明 6 克，猪肝 50 克。

用法：将石决明研成粉末，猪肝表面用刀划开数条口子，将石决明撒入猪肝口内，用线扎好口子，放置碗内，用第二次淘米水少许，放锅内蒸熟后，食肝喝汤，当日食完。针刺"四缝"穴，挤出黏液性黄水为度，间隔 4 日 1 次。

二诊（1978 年 9 月 21 日）：经服用上药 10 日，症状大减，精神好转，饮食增加，夜盲已除，大、小便接近正常，方药不动，再用 10 日，症状消失停治。

【按语】角膜软化症患病多为儿童，发生原因很多。本例为脾胃功能失调，运化失职所致，故以参苓白术散消补并行，增加鸡内金、神曲消食开胃，化食消积。此外，配合"四缝"穴针刺和石决明蒸猪肝，都是治疗疳积的有效方法。由于治疗得法，无并发症发生，愈后满意。

案例二

秦某，男，3岁，1980年3月20日初诊。

母亲代诉：该患儿出生后系人工喂养，体质较差，经常感冒腹泻，1个月前消化不良，腹泻不止，相继出现两眼喜闭不睁，啼哭不止，当地卫生院治疗不见效果来我科诊治。

检查：双眼胞微肿，分泌物较多，球结膜充血（++），角膜晦暗干燥，左眼角膜中央下方、右眼颞上方分别见约芝麻大小灰白色浸润病灶，前房清，余检查不合作。

诊断：双眼角膜软化症，角膜溃疡。

辨证：肝旺脾虚，积热伤目。

治则：泻木补土。

方选：清肝利湿汤（经验方）。

处方：车前子3克，胡黄连3克，龙胆草3克，栀子3克，黄芩3克，天花粉3克，金银花6克，当归4.5克，白术4.5克。

水煎服，每日1剂。10%黄连眼药水、金霉素眼药膏交替点眼，每日4～6次。

西药：干酵母片0.6克，复合维生素B片1粒，每日3次；维生素AD针0.5毫升，肌内注射，每日1次，共10日。

二诊（1980年3月31日）：服用上药10日，两眼肿消能睁，饮食增加，腹泻已止，球结膜充血（＋），角膜溃疡面缩小，原药再用 10 日。

三诊（1980 年 4 月 11 日）：精神好转，角膜混浊未除，改用香砂六君子汤加蝉蜕、蒺藜 12 剂，查角膜仅留有薄翳停治。

【按语】本例为疳积上目角膜感染重症。前期以中、西药联用，扶正祛邪；后期主要扶虚益损，退翳明目善后。所幸治疗及时，方药对症，未造成角膜穿孔恶症，愈后良好。

六、角膜翳

凡是各种原因引起的角膜炎或角膜溃疡，经治疗痊愈后遗留的瘢痕均称为角膜翳。根据瘢痕程度不同大体又分云翳、斑翳和白斑三种。中医关于翳的名称很多，但归纳起来不外乎新翳与老翳两大类。短期内发生的则称为"新翳"；发生时间较长的叫作"老翳"，又名"宿翳"。一般来说新翳易治，老翳治疗效果较差。

案例一

圣某，女，48 岁，工人，1979 年 10 月 15 日初诊。

左眼半年前被树枝碰伤后发生角膜炎，后因病情加重，转至某市医院检查诊断为"积脓性角膜溃疡"，经西药治疗后炎症消退，角膜留下瘢痕，视力较差，前来我院诊治，以求增加视力。头昏多汗，神疲纳差。

检查：右眼视力 1.2，左眼 0.2，左眼不充血，角膜中央偏下方见有 3 毫米 ×4 毫米灰白色混浊区，边缘不齐，瞳孔正常。舌质淡红苔薄白，脉细弱。

诊断：左眼角膜斑翳。

辨证：余邪未尽，脉络失畅。

治则：清肝明目，调理气血。

方选：退翳明目饮（经验方）。

处方：草决明 12 克，柴胡 6 克，密蒙花 9 克，木贼 6 克，蝉蜕 6 克，当归 9 克，紫苏梗 9 克，青皮 6 克，白芍 9 克，白术 9 克。

水煎服，每日 1 剂。醋酸可的松眼药水点眼，每日 3 ～ 5 次。

西药：复合维生素 B 片，每次 2 片，每日 3 次。

二诊（1979 年 10 月 25 日）：服用上药 10 日，感觉好转，视力上升，左眼 0.4，原方再服 10 剂。

三诊（1979 年 11 月 6 日）：视力大增，饮食增加，继用 10 剂，查视力 1.0 停治。

【按语】本例为初发新翳，由角膜外伤感染所致，虽经西药治疗炎症消退，但余邪未尽，角膜水肿尚未全去，出现视物欠清。方以草决明清肝明目，柴胡疏肝明目，密蒙花、蝉蜕、木贼益肝退翳明目，当归、白芍和血养阴，白术补气利水；青皮、紫苏梗理气明目。全方补中有泻，动静结合，从而达到预期效果。

案例二

宋某，男，56 岁，职员，1979 年 5 月 10 日初诊。

右眼 20 年前患角膜炎，虽经治疗时有复发，每发一次，视力均有所下降。2 个月前因发热后炎症又起，在当地医院治疗炎症消退，但视力很差，前来我院治疗。口苦咽干，不欲多饮，余无其他不适。

检查：右眼视力 0.08，左眼 1.0，右眼球结膜不红，角膜内下方有约绿豆大小瓷白色混浊区，边缘部少数血管进入。舌质红，苔薄。

诊断：左眼角膜白斑。

辨证：肝胆郁热，阴液不足。

治则：养阴退翳。

方选：蒙花退翳散（经验方）。

处方：密蒙花 9 克，谷精草 12 克，蒺藜 9 克，当归 6 克，木贼 9 克，生地黄 9 克，白芍 9 克，枳壳 6 克，黄芪 15 克，白术 9 克。

水煎服，每日 1 剂。五石退翳散（家传眼药粉）点眼，每日 3～5 次。

二诊（1979 年 5 月 21 日）：服用上药 10 剂，视力上升至 0.15，按原方继服 15 剂。

三诊（1979 年 6 月 8 日）：视力 0.25，以原方去生地黄加蝉蜕 6 克，又服 15 剂，视力 0.3 停治。

【按语】本例称为"宿翳"，因时间太久，多次复发，翳厚根深。中医认为"暴病则实，久病多虚"。故以黄芪、白术健脾补气，利水生肌；当归、生地黄、白芍养血补阴；密蒙花、蒺藜、木贼益肝退翳；谷精草疏散风热，退翳明目；枳壳行气消积。全方补气调血，退翳明目。本方经临床应用多年，每获良效。

第七章

葡萄膜病

一、虹膜睫状体炎

虹膜睫状体炎，又称"前葡萄膜炎"，病变发生在虹膜和睫状体部位，虽然发病原因比较复杂，但大致可分为外源性和内源性两种。内源性多因风湿病、结核、梅毒、流感所发；外源性以龋齿、扁桃体炎、鼻窦炎、眼外伤及角膜溃疡所引起。中医称"瞳神紧小""瞳神干缺"证。病因多为肝胆实火，风热之邪，上犯于目；或过食辛热，脾胃湿热，上熏于目；或因酒色思虑太过，导致肝肾阴亏，虚火上炎所致；亦有因外伤，黄仁受损，气血瘀滞及因火疳、凝脂翳引发而成。

案例一

唐某，男，42岁，职员，1984年3月16日初诊。

左眼反复发红半年，经县、省两家医院检查诊断为"虹膜睫状体炎"，中、西药治疗炎症难消，病情不稳定。10日来炎症又起，眼疼连头，视力下降，怕光流泪，口干欲饮，小便短赤，大便秘结。

检查：右眼视力1.2，左眼0.04，左眼睫状充血

（+++），裂隙灯检查角膜水肿，KP（++），房水混浊，虹膜纹理不清，多处点状后粘，瞳孔正常大小，边缘不齐，对光反射迟钝，晶状体前囊表面脱落色素附着，眼压指测（Tn）。舌苔厚微黄，脉弦数。

诊断：左眼虹膜睫状体炎。

辨证：表里同病，三焦俱实。

治则：内清外解，表里同治。

方选：菊花通圣散加减。

处方：菊花9克，防风6克，大黄9克，芒硝6克，荆芥6克，当归6克，栀子6克，赤芍6克，连翘9克，滑石9克，升麻6克，生石膏30克。

水煎服，每日1剂。1%阿托品眼药水、0.25%醋酸可的松眼药水点眼，每日4～6次。局部热敷。忌食生冷刺激类食品。

二诊（1984年3月22日）：上药用5剂，便通痛减，再用5剂后诸症减轻，视力增加，角膜水肿已退，KP（+），房水清，瞳孔药物性散大，视力0.2，原方去大黄、芒硝加青葙子9克，再服12剂。

三诊（1984年4月9日）：诸症消失，视力0.6，久视眼球仍有隐痛，改服杞菊地黄汤加玄参、知母15剂，视力1.0停治。1年后复查，左眼正常。

【按语】本例病程不长，虽有多次发作，出现虹膜后粘及色素脱落这些情况，经过治疗，恢复较快。初诊时表现出内蕴实火，外加风热，表里俱急症状，如单独使用清里或解表方法，均难以奏效，必须内清外解，表里同治。菊花通圣散汗不伤表，下不伤里，三焦通治，表里双解。邪去后以调补肝肾善后，可谓先攻后补是也。

案例二

黄某，男，34 岁，1988 年 10 月 8 日初诊。

两眼红赤隐痛，视力下降 2 月余，经县、市某医院检查诊断为"前葡萄膜炎"，用过地塞米松、消炎痛及 1% 阿托品眼药水、醋酸可的松眼药水治疗 1 个月效果不显。现头痛如裹，口干乏味，小便不利，大便正常。

检查：右眼视力 0.2，左眼 0.6，双眼睫状充血（++），角膜薄雾状水肿，KP（++），虹膜纹理欠清，瞳孔药物性散大，边缘不齐，眼底模糊难辨。舌苔厚白，脉濡滑。

诊断：双眼虹膜睫状体炎。

辨证：肝胆湿热蕴结。

治则：清肝利湿。

方选：龙胆泻肝汤加味。

处方：龙胆草 6 克，栀子 6 克，黄芩 6 克，车前子 9 克，泽泻 9 克，木通 6 克，青葙子 9 克，甘草 6 克，当归 6 克，生地黄 9 克，赤芍 6 克。

水煎服，每日 1 剂。0.25% 醋酸可的松眼药水、1% 阿托品眼药水点眼，每日 3 ～ 5 次。忌食生冷刺激类食品。

二诊（1988年10月17日）：服用上药7日诸症减轻，视力右眼0.5，左眼0.6，睫状充血已退，角膜水肿消退，KP少，效不更方，原方再服14剂。

三诊（1988年11月3日）：症状全部消失，右眼视力0.7，左眼0.6，原方去龙胆草、栀子加玄参9克，再服14剂（停用阿托品眼药水）。

四诊（1988年11月18日）：双眼视力1.0，改服杞菊地黄丸1个月巩固。

【按语】本例系亚急性虹膜睫状体炎，为湿热郁遏所致。方中龙胆草、黄芩、栀子泻肝经实火，清下焦湿热；木通、车前子、泽泻淡渗利湿，逐热由小便而出；青葙子凉血活血，弥补火热伤阴之虞，另有扩瞳之功；甘草泻火解毒。药中肯綮，如鼓应桴。

案例三

郭某，女，18岁，学生，1990年4月24日初诊。

右眼红赤疼痛5日，视力下降，怕光流泪，口干欲饮，小便短黄，大便秘结。

检查：右眼视力0.1，左眼1.5，右眼睫状充血（+++），KP（++），前房积脓，平面深约1.5毫米，虹膜纹理不清，瞳孔小约1.5毫米，对光反射迟钝。舌质红苔黄，脉数有力。

诊断：化脓性前葡萄膜炎。

辨证： 热毒壅盛，肝胆火炽。

治则： 清热解毒，排脓止痛。

方选： 银连解毒汤加味（经验方）。

处方： 金银花15克，连翘6克，甘草6克，白芷6克，紫花地丁15克，生地黄6克，大黄6克，青葙子6克，当归6克，蒲公英15克。

水煎服，每日1剂。1%阿托品眼药水、四环素可的松眼膏点眼，每日3～5次，忌食辛热类食品。

西药： 消炎痛片25毫克，口服，每日3次。

二诊（1990年4月30日）：服用上药5日，症状减轻，前房积脓吸收一半，视力0.4，方药不变，再服5剂。

三诊（1990年5月5日）：疼痛充血已除，前房积脓全部吸收，KP（－），瞳孔药物性散大，原方去大黄、紫花地丁、蒲公英，加玄参9克、牡丹皮6克，又服10剂，症状全部消失，视力1.0停治。6个月后复查，一切正常。

【按语】详察病机，辨明虚实，一方可治数病，为中医治疗的一大特点。银连解毒汤功能为清热解毒，在临床中只要病机相同，可以通用。本例为急性虹膜睫状体炎引起前房积脓，临床不很常见，起因为肝胆火炽，热毒壅盛，上犯清窍，脓毒结聚而生。方中金银花、连翘、蒲公英、紫花地丁清热解毒；白芷、甘草解毒消肿，排脓止痛；生地黄、当归凉血活血；青葙子泻肝火，清解热毒；大黄清泻实火，引热下行。全方以清、下并用，而获良效。

第七章 葡萄膜病

案例四

闵某，男，26岁，工人，1989年3月20日初诊。

右眼红赤、时重时轻4个月，众医广药，收效甚微。出示前医病历，诊断为"右眼虹膜睫状体炎"，治疗均以扩瞳剂、激素类、维生素和抗风湿药物。近来形体明显肥胖，头昏乏力，眼痛畏光，视物模糊，口苦咽干，小便黄。

检查：右眼视力0.08，左眼1.5，右眼睫状充血（++），KP（+），虹膜结节样出血伴点状后粘，瞳孔正常大小，边缘不齐，对光反射迟钝，前房积血平面深约1毫米，房水血样混浊。舌质红苔薄，脉数。

诊断：右眼虹膜睫状体炎，前房积血。

辨证：热入营血，黄仁受损。

治则：清营凉血，止血散瘀。

方选：犀角地黄汤加味。

处方：水牛角12克，生地黄9克，牡丹皮9克，夏枯草12克，玄参9克，知母6克，墨旱莲12克，升麻4.5克，生栀子6克，青葙子9克。

水煎服，每日1剂。四环素可的松眼膏、1%阿托品眼药水点眼，每日3～5次。局部热敷，忌食辛热类食品。

二诊（1989年3月27日）：服用上药过6日，自觉症状减轻，右眼视力0.3，睫状充血（+），前房积血吸收一半，房水仍见混浊，余邪未尽，守原方再服7剂。

三诊（1989年4月4日）：眼球充血已退，前房积血吸收，房水清，KP（少），瞳孔药物性散大，晶状体前囊见有色素圈，视力0.8。继用六味地黄丸1个月。

【按语】虹膜睫状体炎引起前房积血者临床并不多见，本例为热邪炽盛，气血两燔，伤及血络，导致前房积血。犀角地黄汤为清热凉血专方，加栀子、知母清热降火；青葙子、夏枯草凉血清肝；墨旱莲、玄参止血养阴；升麻散火解毒。全方清营解毒，泄热止血，药中病机，功效自显。

案例五

李某，女，24岁，1987年10月2日初诊。

右眼发红，视力下降，畏光流泪，疼痛难睁7日，曾在当地卫生院按"急性结膜炎"治疗3日，未见效果。时感恶寒发热，鼻塞涕清。

检查：右眼视力0.1，左眼1.5，右眼睫状充血（+++），角膜薄雾状水肿，KP（++），虹膜纹理欠清，房水混浊，瞳孔小约2毫米，对光反射迟钝。舌苔白腻，脉浮紧有力。

诊断：右眼虹膜睫状体炎。

辨证：风寒束表，兼夹风邪。

治则：解表散寒，祛风胜湿。

方选：九味羌活汤加减。

处方：羌活6克，防风6克，细辛2克，白芷9克，甘草6克，升麻9克，金银花9克，连翘9克，菊花9克，川芎6克，生地黄9克。

水煎服，每日1剂。0.25%醋酸可的松眼药水，每日4～6次；1%阿托品眼药水点眼，每日2次。

西药：消炎痛片25毫克，每日3次。泼尼松（强的松）片10毫克，每日3次。局部热敷，忌食生冷、辛热类食品。

二诊（1987年10月8日）：服用上药5日，症状明显减轻，视力上升至0.8，睫状充血（＋），KP消失，瞳孔药物性散大，边缘整齐，原方药再用5日，泼尼松（强的松）改每次5毫克，每日2次。

三诊（1987年10月14日）：诸症消失，视力1.2，停用中药，眼药水继用半个月，强的松片改每次5毫克，每日1次，7日后停止用药。

【**按语**】本例为初发虹膜睫状体炎，邪在肌表，出现太阳表证。方中羌活、防风辛温解表；细辛、白芷祛风止痛；金银花、连翘清气分之热，防邪入里；菊花、升麻散风清肝，升清降浊；生地黄、甘草凉血解毒；川芎活血止痛。全方解表祛风，温清并用，再配合西药治疗，则效果更为显著。

案例六

黄某，男，44岁，教师，1984年2月15日初诊。

左眼患慢性葡萄膜炎约1年，经当地医院及某市医院治疗有好转，但病情不稳定，感觉左眼前黑点浮动，干涩昏花，腰酸乏力，口干不饮，小便较多，大便正常。

检查：右眼视力0.8，左眼1.5，右眼球结膜不红，KP（＋），房水清，瞳孔正常大小，对光反射迟钝，扩瞳后见晶状体无混浊，玻璃体纤维样漂浮物，视盘较模糊，视网膜静脉增粗，黄斑区边缘欠清，局部有渗出物，中心凹反光不见。舌质红、苔薄，脉细数。

诊断：左眼慢性后葡萄膜炎。

辨证：肝肾阴虚。

治则：滋养肝肾。

方选：杞菊地黄汤加味。

处方：生地黄9克，牡丹皮6克，茯苓9克，泽泻6克，山茱萸6克，山药9克，枸杞子6克，菊花6克，女贞子9克，牡蛎9克（煅）。

水煎服，每日1剂。0.25%醋酸可的松眼药水点眼，每日4～6次，忌食刺激性食品。

西药：泼尼松片15毫克，每日1次。

二诊（1984年2月26日）：服用上药10日，症状略见好转，继用原药10日。

三诊（1984年3月7日）：眼前黑影飘浮明显减少，KP（少），玻璃体漂浮物吸收，眼底渗出消失，中心凹反光恢复，再服原药10日，泼尼松每日5毫克。

四诊（1984年3月18日）：视力1.2，眼底正常，停用激素，改服杞菊地黄丸 2 个月。

【按语】本例为肝肾阴虚，水不制火，虚火上炎，蒸灼瞳神，目络受扰所致。杞菊地黄汤治疗肝肾不足诸症，增加女贞子补益肝肾、清虚热而明目，牡蛎软坚散结并促进眼底渗出物吸收。本例治疗虽沿用古方，但方药对症，取效显著。

二、特发性葡萄膜炎

特发性葡萄膜炎又称"葡萄膜大脑炎"。患者除眼部出现视力下降外，可同时伴有头疼头晕，恶心呕吐，听力下降及脱发、毛发变白，白癜风等全身及脑部症状。发病原因尚不明确，多数学者认为系病毒所致，亦有认为与自身免疫有关。

案例

张某，女，40 岁，农民，1995 年 6 月 26 日初诊。

两眼视力下降，头疼 2 个月左右，症状时重时轻，近几日头痛加剧，恶心呕吐，视力急剧下降，遂去省某医院检查诊断为"双眼特发性葡萄膜炎"，住院治疗，给予青霉素、地塞米松静脉滴注，甲泼尼龙（甲基强的松龙）球后注射和扩瞳剂治疗 18 日，症状缓解，带药回家。近日来疼痛又发，视力下降，前来我科治疗。

检查：右眼视力 0.2，左眼 0.1，双眼混合性充血

（+），KP（++），虹膜纹理模糊后粘，瞳孔药物性散大，边缘呈锯齿状，视网膜水肿，颞上方片状出血斑，视盘边缘不清，凹陷消失，形体肥胖（激素性），躯干部局限性皮下出血，头发部分变白、脱落，听力下降。舌质红少津，脉细数。

诊断：双眼特发性葡萄膜炎。

辨证：心火炽盛，营血受邪。

治则：清营凉血。

方选：清营汤加味。

处方：水牛角15克，竹叶6克，丹参9克，连翘9克，黄连6克，金银花9克，生地黄15克，玄参9克，麦冬9克，牡丹皮6克，青葙子9克。

水煎服，每日1剂。暂停口服激素。1%阿托品眼药水点眼，每日2次；0.25%醋酸可的松眼药水点眼，每日4次。

二诊（1995年7月12日）：服用上药15日，病情稳定，未出现反跳现象，左眼视力0.2，右眼0.25，精神较前好转，药既应手，方药不动，继服20剂。

三诊（1995年8月4日）：左眼视力0.3，右眼0.4，原方加石决明9克，再服60剂。

四诊（1995年10月6日）：患者精神正常，形体复原，新发长出，白发变黑，视力左眼0.4，右眼0.6，改用六味地黄汤加女贞子、知母，60剂巩固。5年内多次随访，病情稳定，早已从事劳动。

【**按语**】特发性葡萄膜炎是小柳综合征和原田综合征的总称。本病病程长，易于复发，常因继发性青光眼和白内障而影响视力，甚至完全失明，治疗非常棘手。本例为邪入营血，肝胆郁热，用清营汤清营凉血，加牡丹皮凉血活血，青葙子解毒泻火、清肝明目。待病情稳定后，以调补肝肾法善后，虽服药疗程较长，但疗效尚好，这说明中医中药对治疗本病具有一定的效果。

第八章

白内障

白内障

　　白内障是由于晶状体发生混浊影响光线穿透而致视力下降的一种内眼病。主要症状为视力下降，早期偶见眼前出现黑点，其他无任何不适。很多病人往往在检查时才发现患有此病。白内障可两眼同时发病，也可一先一后发生。本病病情虽然发展缓慢，但一旦患病，只进不退，最终可导致暂时性失明。本病发病原因尚不完全清楚，目前认为与晶体硬化脱水、营养代谢失调、内分泌失调、紫外线与红外线作用和遗传等因素有关系；另外，亦可因头、眼部受到外伤或撞击而导致晶状体发生混浊。白内障根据发生情况不同可分为老年性白内障、先天性白内障、继发性白内障和外伤性白内障几大类。在病程进展上，本病分初发期、膨胀期、成熟期和过熟期四个阶段。

　　中医对本病命名繁多，但根据描述，可归属"圆翳内障"，由外伤引起的称"惊振内障"。发病有因年高体弱，气血渐衰，目失濡养；有因后天虚弱，水谷精微亏虚，乃致中气不足，精气不能上荣于目；亦有因房劳过度，肝肾亏损，心肾不交而发病；另外，劳心竭虑，阴虚火旺亦可发病。药物治疗主要针对初发期和膨胀期，一旦成熟后应采取手术方法。

案例一

李某，男，67岁，2005年8月10日初诊。

两眼视物模糊一年余，偶见眼前黑点，余无任何不适，未予重视，近2～3个月视力下降较快前来我科就诊。体检血压、血糖正常，时有耳鸣、腰酸、溲多。

检查：右眼视力0.6，左眼0.5，双眼外观如常人，双星明扩瞳晶状体周边部呈菊花状混浊，眼底检查正常。脉舌正常。

诊断：双眼老年性白内障（膨胀期）。

辨证：肝肾亏虚，精血不足。

治则：补益肝肾，填精明目。

方选：滋阴明目汤（经验方）。

处方：枸杞子9克，菟丝子9克，熟地黄9克，山茱萸9克，茯苓9克，制首乌9克，山药9克，密蒙花9克，白芍9克，当归9克，女贞子12克，桑椹9克。

水煎服，每日1剂。法可林眼药水点眼，每日4次。忌酒。

二诊（2005年9月12日）：服药30剂，自觉视物清楚，眼前黑影消失，小便正常，检查视力右眼0.8，左眼0.8^{-2}，继用原药1个月。

三诊（2005年10月20日）：症状消失，右眼视力1.0，左眼0.8，用原处方药物加工成散剂，每次服10克，1日2次，冲服。患者连服6个月停治，继续点眼药水，多次来院复查视力稳定。

【按语】患者年近古稀，虽体质尚可，但肝肾已虚，阴液亏乏，正气不足，目失濡养。《证治准绳》曰："此因肝肾俱虚而得也。"方中熟地黄、枸杞子、当归、白芍、山茱萸滋阴补血，山药、茯苓健脾益气，女贞子、密蒙花、何首乌、桑椹益肝肾而明目，菟丝子助阳补阴。全方平补肝肾，滋阴明目，坚持较长时间服药，疗效满意。

案例二

陈某，女，40岁，2008年1月28日初诊。

三年前患糖尿病治疗未停，一年来视力下降，眼前出现蛛丝状飘浮物，曾去省某医院诊为"糖尿病性白内障"，因血糖难降，不予手术。形瘦神疲，口干多饮，溲多。

检查：右眼视力0.2，左眼0.15，双眼外无异常，双星明扩瞳晶体混浊，以后囊明显，眼底模糊可见，视盘正常，A:V=2:3，网膜有散在性少量微血管瘤，余无异常。舌红苔少，脉细数。

诊断：双眼白内障（并发性）。

辨证：胃热阴虚，精亏不荣于目。

治则： 养阴清热，益精明目。

方选： 参杞益阴汤（经验方）。

处方： 太子参 12 克，生地黄 12 克，玄参 9 克，天花粉 9 克，牡丹皮 7.5 克，山药 9 克，白术 9 克，当归 9 克，茯苓 9 克，白芍 9 克，枸杞子 9 克，陈皮 9 克。

水煎服，每日 1 剂。法可林眼药水点眼，每日 4 次。

二诊（2008 年 2 月 20 日）：服上药 20 剂，口干好转，小便次数减少，查视力右眼 0.4，左眼 0.25，前方去天花粉、玄参，加密蒙花 9 克，连服 3 个月。

三诊（2008 年 6 月 8 日）：精神好转，查双眼视力 0.5，改服明目地黄丸 6 个月，继点眼药水。患者二年后复查视力未降。

【按语】 本例根据症状辨证为气阴两虚，津少液亏。"阴虚生内热"，以生地黄、玄参、天花粉、牡丹皮养阴清热生津；太子参、山药、白术、茯苓益气补脾，生津养胃；当归、白芍、枸杞子补肾益精，养肝明目；陈皮理气调气，又可防诸药滋腻太过而碍胃。另外，在用药过程中应注意血糖变化，如有情况应及时调整药物，方才无误。

案例三

李某，男，32 岁，2009 年 8 月 10 日初诊。

右眼 6 个月前在外地工地上被木头击伤，当时因球结膜出血及下眼睑皮下瘀血，医院给予止血药及中成药服后红退，近2个月来视物模糊，再次去医院检查诊断为"外伤性白内障"，患者返乡来我科治疗。时感头微痛，余无不适。

检查：右眼视力0.4，左眼1.2，右眼外无异常，瞳孔偏大约5毫米，对光反射迟钝，晶体混浊位正，囊膜完整无损，眼底正常。

诊断：右眼外伤性白内障，麻痹性大瞳孔。

辨证：黄仁受伤，脉络瘀阻。

治则：调理气血，通络明目。

方选：蒙花明目饮（经验方）。

处方：当归尾9克，生地黄12克，川芎9克，赤芍9克，密蒙花9克，蒺藜9克，白芍9克，丹参12克，菊花9克，黄芪15克，茯苓9克，五味子4.5克。

水煎服，每日1剂。法可林眼药水点眼，每日4次。

二诊（2009年8月27日）：上药服完20剂，头痛已除，查视力0.5，瞳孔较前收缩，对光反射弱，继用原方药20剂。

三诊（2009年9月20日）：视力0.8，瞳孔正常，原方去五味子，再进30剂。后查视力0.8，晶体前囊膜少量混浊，停服中药，继续点眼药水3个月。患者一年后复查视力稳定。

【**按语**】本例为惊震内障，由钝挫伤所致，黄仁瘀血阻滞，脉络不通，精气不能上乘。方以当归尾、赤芍、川芎、丹参调理气血，疏通脉络；白芍、生地黄滋阴养血；黄芪、茯苓补气扶正；密蒙花、蒺藜、菊花明目祛风；五味子收涩精气，据《用药法象》称此药有"收耗散之气，瞳子散大"的功能。此方应用意在收缩瞳孔，退障明目，药中病机，获取良效。

第九章

玻璃体病

一、玻璃体混浊

玻璃体自身是一种清澈透明的组织，如果存在细微不透明物质，眼前就会有各种异形飘浮的感觉，甚至影响视力。玻璃体混浊分生理性和病理性两种。生理性又称"飞蚊症"；病理性则眼前出现云雾飘浮样黑影，或蝇飞蝶舞等症状。病因有炎性渗出物的侵入、胆固醇结晶、高度近视、慢性葡萄膜炎、眼底出血和眼外伤等所致。中医称本病为"云雾移睛"，发生多由阴虚内热、肝肾亏损、气血不足、痰火内结、湿热蕴蒸或气郁太过所致。

案例一

秦某，男，32 岁，干部，1982 年 5 月 11 日初诊。

右眼前出现蚊蝇飞舞样飘浮感 3 个月，视力下降，曾多次去省、市医院检查诊断为"右眼视网膜静脉周围炎""玻璃体混浊"，用过杞菊地黄丸、氨肽碘、维生素类药物不见好转，要求中医治疗。发病前情绪受过刺激，心烦纳差，口苦咽干，胸满嗳气。

检查：右眼视力 0.4，左眼 1.5，右眼外观无异常，1%

新福林扩瞳晶状体无混浊，+8D玻璃体内少量棕黑色絮状漂浮物，眼底欠清见视网膜颞上支静脉有白鞘，附近网膜可见羽毛样出血斑，黄斑部正常，中心凹反光弱，血压130/80毫米汞柱。舌质红苔少，脉弦数。

诊断：右眼玻璃体混浊，视网膜静脉周围炎。

辨证：木失条达，气郁化火，迫血妄行，神膏受染。

治则：舒肝理血，止血散瘀。

方选：丹栀逍遥散加味。

处方：牡丹皮6克，栀子6克，当归9克，赤芍9克，柴胡6克，白术6克，甘草4.5克，薄荷6克，生地黄9克，墨旱莲12克，夜明砂6克（包煎）。

水煎服，每日1剂。忌酒及辛热类食品。

二诊（1982年5月21日）：服上药10剂，自觉黑影飘浮好转，视力上升至0.8，视网膜出血部分吸收，方药不动又服10剂。

三诊（1982年6月1日）：眼前仅有少数黑点飘浮，玻璃体清晰透明，视网膜出血完全吸收，血管正常，原方中去栀子、薄荷加菊花9克、女贞子9克，10剂。

【按语】目为肝窍，"肝气通于目"。肝经若有郁结，失于条达，则气机不畅，气滞则血不行，脉络瘀阻，血不循经，溢于脉外，神膏受染，出现云雾移睛。治疗应从疏理肝气，凉血散瘀入手。丹栀逍遥散主治肝郁火旺之证，白芍改为赤芍凉血散瘀，加生地黄清热凉血，墨旱莲凉血止血、滋养肝肾，夜明砂味辛性寒可散瘀血、清肝热。诸药相伍，活中有止，动中有静，标本兼治，相得益彰。

案例二

陈某，男，47岁，1990年10月2日初诊。

患高血压病5年，服西药降压药难以稳定，20日前左眼突然出现黑点飘动，伴头晕眼胀，心烦不眠，口苦咽干，大便秘结。

检查：右眼视力 0.8^{+2}，左眼 0.3，左眼外观如常人，托吡卡胺扩瞳晶体无混浊，+8D 玻璃体内尘埃样混浊伴纤维状漂浮物，视盘正常，视网膜动脉细、管壁反光增强，静脉充盈迂曲，A：V＝1：3，交叉部位明显压陷，后极部网膜有大片火焰状出血斑，间夹灰白色团状渗出，中心凹反光不见，血压 170/106 毫米汞柱。舌质红苔少，脉弦数。

诊断：左眼玻璃体混浊，高血压眼底改变。

辨证：肝阴不足，肝阳浮越上亢。

治则：平肝潜阳，降浊明目。

方选：天麻钩藤饮加减。

处方：天麻9克，钩藤9克，生石决明9克，黄芩9克，栀子6克，杜仲6克，牛膝9克，丹参9克，桑寄生9克，夏枯草9克，牡蛎12克（煅），夜交藤12克。

水煎服，每日1剂。忌食动物脂肪及酒、烟等。

二诊（1990年10月13日）：服上药10剂，自觉初见效果，黑点缩小，夜能入睡，左眼视力0.5，血压150/90毫米汞柱，守原方再服10剂。

三诊（1990年10月25日）：眼前黑点很少，左眼视力0.6，眼底出血和渗出大部分吸收，原方去栀子、夜交藤，又服20剂。

四诊（1990年11月16日）：眼前黑点消失，眼底出血、渗出吸收，A∶V=2∶3，血压140/80毫米汞柱，视力1.0，改用杞菊地黄丸3个月巩固。并嘱保持情绪稳定，低盐、低动物脂肪饮食，经常检查视力和血压。

【按语】本例为阴虚阳亢之证，阴阳失调，虚火上炎，灼伤目络，血溢脉外，停积于神膏之中，出现视力下降和异物飘浮。方中天麻、钩藤、生石决明平肝潜阳息风；栀子、黄芩苦寒降火；杜仲、桑寄生补肾养肝，上病取下；牛膝、丹参行血散瘀；牡蛎育阴潜阳；夜交藤养阴宁神；夏枯草清热散结，并有降血压之功。全方治标顾本，上病下治，故取得较好的效果。

案例三

胡某，男，39岁，干部，1987年11月7日初诊。

两眼素有近视，戴镜已久，近2个月来发现双眼前蛛丝样飘浮物，经省某医院检查诊断为"双眼高度近视""玻璃体混浊"，用过维生素C、维生素（A、D）胶丸、氨肽碘等药物1个月不见好转，前来我院求治。精神欠佳，记忆力减退，头昏耳鸣，腰膝酸软，时有遗精，小便频数。

检查： 裸眼视力右眼0.1，左眼0.06，近视力右眼0.4，左眼0.3/15厘米，眼球轻度突出，角膜透明，瞳孔正常大小，对光反射良好，晶状体无混浊，+8D玻璃体内纤维样漂浮物，－12D眼底近视性改变。舌苔正常，脉细数。

诊断： 双眼玻璃体混浊，高度近视。

辨证： 肾精亏虚，元气不固。

治则： 滋肾养阴，乙癸同治。

方选： 还少丹加减。

处方： 补骨脂9克，枸杞子9克，怀牛膝6克，杜仲9克，山茱萸6克，菟丝子9克，牡丹皮6克，山药9克，楮实子6克，桑椹9克。

水煎服，每日1剂。节制房事，少饮酒。

二诊（1987年11月18日）：服上药10剂，感觉身体状况有所好转，黑影缩小，颜色稍淡，继服原方20剂。

三诊（1987年12月10日）：精神恢复，黑影消失，双眼近视力1.2，矫正视力1.0，原方加何首乌9克，15剂，诸症消失，停用药物。

【按语】《审视瑶函》曰："近视乃火少。"本例患者形体素虚，元阳不固，精血亏虚，水盛于火，精血亏虚则神膏失养，幻影自出。还少丹阴阳双补，母子同治，阴生阳长，血旺精充，真元充沛，混浊自除。

案例四

程某，女，49 岁，农艺师，1987 年 5 月 20 日初诊。

双眼前黑影浮动年余，时重时轻，曾在省、市几家医院检查过，诊断为"双眼玻璃体混浊"，间断服药黑影从未消失。近 2 个月工作繁忙，用眼过长，感觉黑影增加，两眼酸痛，视力较以前差，头昏心烦，寐少梦多。口干不饮，带下清稀。

检查：右眼视力 0.8，左眼 1.0^{-3}，双眼外观无异常，1% 新福林扩瞳晶状体无混浊，玻璃体尘埃样漂浮物，视盘正常，中心凹反光清楚。舌质红苔薄，脉虚细数。

诊断：双眼玻璃体混浊。

辨证：心肾不交，水火两亏。

治则：交通心肾。

方选：填海川神丸。

处方：党参 9 克，山茱萸 9 克，补骨脂 9 克，茯苓 6 克，川芎 6 克，五味子 4.5 克，山药 9 克，麦冬 9 克，益智仁 9 克，红枣 5 枚，菊花 9 克。

水煎服，每日 1 剂。注意休息，忌食生冷类食品。

二诊（1987 年 6 月 6 日）：服上药 15 剂，感觉黑点减少，其他症状亦有所减轻，原方再服 15 剂。

三诊（1987 年 6 月 23 日）：玻璃体混浊消失，已能看书写字，头昏心烦已除，带下已愈，改用覆盆六味地黄丸

2个月巩固。

【按语】劳伤心脾，水火不济，血少精亏，清浊失常，污染神膏，故眼前显现黑影飘浮；精津耗涩，目失濡润，出现目不能久视，或久视两眼酸痛。填海川神丸系近代名医冉雪峰先生经验方。方中党参、红枣补益心气，养血安神；五味子收敛心气；山茱萸、山药、补骨脂补肾填精；益智仁温补脾肾，收摄精气；茯苓健脾利湿；川芎活血行气；菊花清眩明目；麦冬甘寒养阴，清心除烦。诸药合用，心肾交通，水火相济，阴平阳秘，目愈而安。

案例五

李某，男，42岁，工人，1989年3月3日初诊。

左眼出现黄黑色幻影飘浮10个月，当地医院诊断为"右眼玻璃体混浊"，出示病历已用过氨肽碘20支，口服杞菊地黄丸、复合维生素B，40余日未能见效，自动放弃治疗。近1个月来症状加重，头重胸闷，口甜乏味，溲清便溏。

检查：右眼视力0.4，左眼1.2，右眼外无异常，1%新福林扩瞳晶状体无混浊，+8D玻璃体内絮样漂浮物，眼底正常，血压140/90毫米汞柱，形体肥胖，平时喜食生冷肥甘之物。舌胖苔腻，脉滑。

诊断：右眼玻璃体混浊。

辨证：脾失健运，痰湿内聚。

治则：利湿化痰，升清降浊。

方选：加味温胆汤。

处方：半夏6克，陈皮9克，茯苓9克，枳实6克，猪苓9克，车前子9克，木通6克，藿香9克，升麻9克，干荷叶1块。

水煎服，每日1剂。忌食生冷类食品。

二诊（1989年3月20日）：服上药15剂，感觉症状减轻，口甜乏味已除，黑影缩小，视力0.8，原药继服20剂。

三诊（1989年4月12日）：症状全部消失，视力1.0，为防止复发，又服10剂巩固。

【按语】患者平素喜食肥甘厚味食品，脾胃受损，运化失职，水湿内停，积聚成痰，阻碍气机，损及目中清纯，出现云雾移睛。方中半夏辛热，燥湿化痰；陈皮、枳实理气宽中，和胃化痰；茯苓甘淡健脾；猪苓、车前子、木通渗利水湿；藿香醒脾化湿；升麻、荷叶升发清阳。诸药合用，具有消痰除满，升清降浊之功。

案例六

占某，男，41岁，教师，1979年10月17日初诊。

两眼前黑点浮动年余，左眼较重，右眼较轻，已在某医院治疗过3次，均诊断为"双眼玻璃混浊"，用过西药和中成药不见好转。近因过度劳累，飘浮感明显加重，视力下降，头晕耳鸣，腰膝酸软，形寒怕冷，晚间足冷过膝，小便频数，五更泄泻。

检查： 右眼视力 0.8，左眼 0.6，双眼外观如常人，1% 新福林扩瞳晶状体（−），玻璃体内尘埃状漂浮物，眼底正常，血压 130/80 毫米汞柱。面色黧黑憔悴，口唇无华。舌质淡红苔薄，脉细数。

诊断： 双眼玻璃体混浊。

辨证： 真元不足，命门火衰。

治则： 填精补髓，温补肾阳。

方选： 河车大造丸加减。

处方： 紫河车粉 4.5 克（另吞），怀牛膝 9 克，肉苁蓉 6 克，天冬 9 克，熟地黄 9 克，黄柏 6 克（盐水炒），杜仲 9 克，菟丝子 9 克，枸杞子 9 克，当归 6 克，五味子 4.5 克。

水煎服，每日 1 剂。注意休息，忌酒、节制房事。

二诊（1979 年 10 月 28 日）：服上药 10 剂，感觉良好，守原方，继服 15 剂。

三诊（1979 年 11 月 15 日）：自觉症状大减，精神好转，眼前黑点时有时无，右眼视力 1.2，左眼 1.2^{-3}，扩瞳查玻璃体混浊消失，原方再服 10 剂，一切正常。改用桂附八味丸 2 个月以资巩固。

【按语】 本例因房劳过度，精血耗损，元阳不足，命门火衰，神膏受污所致。"精不足者，补之以味。"方中紫河车乃血肉有情之品，味厚气雄，精、气、血同补；熟地黄、当归滋阴补血，益精补髓；肉苁蓉、菟丝子壮阳补肾；怀牛膝、五味子补肾纳气；黄柏、天冬滋阴降火，阴中求阳；杜仲、枸杞子补益肝肾，益精明目。先贤有言"治病必求于本"，本例虽未直接治眼，而眼自明矣。

二、玻璃体积血

玻璃体积血多由内眼或其他疾病所引起，诸如视网膜前出血、视网膜静脉周围炎、糖尿病、视网膜静脉阻塞；其次，眼外伤、手术出血进入玻璃体内都可以造成玻璃体积血。中医对少量出血，视力影响不大的称"视瞻昏渺"，出血量较大严重影响视力称为"暴盲""血灌瞳神"。病机为肝经郁热，迫血妄行；脉络不通，血行络外；或脾虚失统，血行于外。

案例一

王某，女，28 岁，已婚，1990 年 3 月 12 日初诊。

两眼素无疾患，1 个月前经来量多，干净后发现右眼视物不清，遂去省某医院检查诊断为"右眼玻璃体积血"，给予卡巴克络（安络血）片、维生素 C、维生素 K_4 及中成药三七片、云南白药等药物治疗 15 日，不见效果。头眼微胀，余无不适。

检查：右眼视力数指 / 眼前，左眼 1.5，右眼外观如常人，1% 新福林扩瞳晶状体（－），玻璃体呈血性混浊，间夹条索状漂浮物，眼底无法窥见，血压 120/80 毫米汞柱。舌尖红有瘀点，脉涩。

诊断：右眼玻璃体积血。

辨证：瘀血停阻，血染神膏。

治则：祛瘀生新，凉血止血。

方选：当归化瘀汤加味（经验方）。

处方：生地黄 9 克，赤芍 6 克，当归尾 9 克，丹参 9 克，蒲黄 9 克，五灵脂 6 克，小蓟 12 克，红花 4.5 克，墨旱莲 12 克，制没药 6 克，川芎 6 克。

水煎服，每日 1 剂。注意休息，减少活动。

二诊（1990 年 3 月 20 日）：服上药 7 剂，略有好转，右眼视力 0.02，口干少津，舌尖仍红，原方加牡丹皮 6 克，继服 10 剂。

三诊（1990 年 4 月 2 日）：视力增至 0.1，玻璃体积血少量吸收，眼底模糊可见，原方又服 15 剂。

四诊（1990 年 4 月 17 日）：症状大减，玻璃体内积血全吸收，眼底清楚，右眼视力 1.0，改服杞菊地黄丸 1 个月善后。

【按语】本例经来量多，溢于脉外，进入神膏，引发暴盲。唐容川在《血证论》书中指出："凡离经之血，皆为瘀血。""凡治血者，必先以祛瘀为要"。故以丹参、赤芍、当归、红花活血通络，祛瘀生新；蒲黄收涩止血，行血化瘀；五灵脂通利血脉，散瘀止血；川芎为血中气药，上行头目，下行血海；小蓟、墨旱莲、生地黄凉血止血；没药行血散瘀，通利结滞。全方活中有止，动静结合，收效尤捷。

案例二

汪某，男，31 岁，1993 年 10 月 10 日初诊。

左眼视力下降约 3 个月，时见眼前有黑点飘浮感，初不介意。7 日前饮酒后视力骤降，心烦口干，二便正常。

检查： 右眼视力 1.5，左眼数指 / 眼前，左眼不充血，角膜透明，瞳孔正常大小，对光反射敏感，托吡卡胺扩瞳查晶状体无混浊，+6D 玻璃体呈棕红色，间有絮状漂浮物，眼底不能见，血压 120/80 毫米汞柱。舌苔正常，脉数。

诊断： 左眼玻璃体积血。

辨证： 血热妄行。

治则： 凉血止血。

方选： 犀角地黄汤加味。

处方： 赤芍 9 克，生地黄 12 克，夏枯草 9 克，牡丹皮 9 克，红花 4.5 克，荆芥炭 9 克，柴胡 6 克，牛膝 6 克，墨旱莲 9 克，黄芩 6 克，槐米 6 克，水牛角 9 克。

水煎服，每日 1 剂。注意休息，减少活动。

二诊（1993 年 10 月 19 日）：服上药 7 剂，略见好转，左眼视力数指 / 1 米，原药不动，继服 14 剂。

三诊（1993 年 11 月 5 日）：感觉视力增加较慢，视力 0.04，原方去柴胡、黄芩，加阿胶 6 克，再服 21 剂。

四诊（1993 年 11 月 26 日）：玻璃体积血明显吸收，眼底清楚，视力 0.6，原方又服 14 剂，视力达 1.0 停治。

【按语】 本例发病虽有 3 个月，但出血量较大仅为 1 周左右，基本属于出血期范围。出血之因由饮酒所发，患者年轻气盛，饮酒后血管扩张，引起出血量多，视力剧降。中医认为"血得寒则凝"，故先投凉血止血之剂，佐以平肝清热；后期去柴胡、黄芩加阿胶滋阴补血，用后对出血吸收起到了明显的效果。

案例三

方某，女，62 岁，1993 年 12 月 28 日初诊。

右眼视力突然下降 10 日，头昏眼花，虚烦不寐，口苦咽干，盗汗。

检查： 右眼视力数指 /30 厘米，左眼 0.8，右眼外无异常，托吡卡胺扩瞳晶状体无混浊，+10D 玻璃体内棕黄样混浊、间夹纤维样漂浮物，眼底不能见，血压 160/90 毫米汞柱。舌质红少津，脉细数。

诊断： 右眼玻璃体积血。

辨证： 阴虚火旺，迫血外溢。

治则： 滋阴降火。

方选： 知柏地黄汤加味。

处方：知母 6 克，生地黄 12 克，牡丹皮 6 克，茯苓 6 克，泽泻 6 克，山茱萸 6 克，黄柏 6 克，仙鹤草 10 克，墨旱莲 12 克，荆芥炭 10 克。

水煎服，每日 1 剂。三七粉 4 克冲服，每日 2 次。注意休息，减少活动。

二诊（1994 年 1 月 8 日）：服上药 10 日，精神好转，视力大增，查右眼视力 0.5，原药又服 14 剂。

三诊（1994 年 1 月 23 日）：自觉视物清楚，玻璃体积血已经吸收，眼底清楚，可见视网膜点状出血斑及少量渗出，A∶V＝2∶3，视力 0.8，改用知柏地黄丸 1 个月巩固。

【**按语**】本例属虚火上炎，迫血妄行，引发出血。知柏地黄汤壮水制火，统补三阴，加荆芥炭、墨旱莲凉血止血，仙鹤草收敛止血。三七为止血佳品，并有止血不留瘀之特点，此药虽性味偏湿，在本方中与滋阴凉血药合用，但用无妨。

第十章

青光眼病

一、急性充血性青光眼

青光眼是临床上常见的致盲率很高的一种眼病。主要为眼内压增高引起视盘凹陷、视野缺损和视神经萎缩而视力下降，最终导致失明。根据发病情况不同，临床中分原发性青光眼、继发性青光眼和先天性青光眼三大类。由于本病对视功能危害极大，特别是急性青光眼在发作短期内很快失明，故医生与患者都应保持高度警惕，做到早期发现，及时治疗，以确保视力尽量不受损害。

案例一

王某，男，70 岁，退休干部，1996 年 3 月 14 日初诊。

患者秉性暴躁，易于动怒。近因情绪不佳，整日玩牌，过度疲劳。10 日前头疼如劈，恶心呕吐，水食不进，左眼胀疼欲出，视力下降，当地医疗室给予 10% 葡萄糖静脉滴注和肌内注射止痛剂，疼痛不能缓解。口苦咽干，大便 4 日未行。

检查：左眼视力光感，右眼 0.6，左眼胞肿，球结膜混合性充血（+++），角膜水肿，前房浅，瞳孔极度散大，对光反射消失，晶状体无混浊，眼底模糊见视盘凹陷深，C/D=0.8，A∶V = 2∶3，左眼眼压 15/5=61.75 毫米汞柱，右眼眼压 5.5/5=17.30 毫米汞柱，血压 160/90 毫米汞柱。舌苔黄燥，脉弦数。

诊断： 左眼急性充血性青光眼（发作期）。

辨证： 肝火上炎，气机闭阻。

治则： 清肝泻火，理气降逆。

方选： 龙胆泻肝汤加减。

处方： 龙胆草 6 克，黄芩 9 克，栀子 6 克，生地黄 15 克，车前子 9 克，泽泻 9 克，煅磁石 15 克，木通 6 克，生石决明 15 克（先煎），大黄 6 克，厚朴 6 克。

水煎服，每日 1 剂。1% 匹罗卡品眼药水点眼，每日 4～6 次。避免刺激，保持情绪稳定，低盐。

西药： 乙酰唑胺 0.5 克，氯化钾片 1.0 克，口服每日 3 次。

二诊（1996 年 3 月 20 日）：服上药 5 日，便通痛减，夜能入睡，稍能进食，眼球充血（++），角膜水肿已退，瞳孔仍大，对光反射迟钝，左眼视力数指 /60 厘米，原方去大黄再服 7 剂。

三诊（1996 年 3 月 28 日）：疼痛基本消失，眼球充血（+），瞳孔接近正常大小，对光反射弱，眼压 7.5/6=21.89 毫米汞柱，视力 0.06，继用原方 14 剂，左眼视力 0.2，右眼 0.8，改服逍遥丸、维生素 B_1 片 1 个月，症状稳定，建议手术，以防复发。

【按语】急性充血性青光眼发病年龄一般多发生在50～70岁之间，大多为双眼先后发生。本例为肝火上炎，气机不畅，脏腑失调，神水受阻，导致眼压升高。肝经实火，非苦寒不能平，投龙胆泻肝汤直折肝火，用大黄通腑泻下，厚朴行气消积，石决明平肝潜阳，磁石有治疗瞳神散大、视物不明之功。最后为求根治，等眼压下降、症状缓解后，选择手术治疗，以绝后患。

案例二

刘某，女，66岁，1980年4月12日初诊。

左眼5年前患青光眼在省某医院手术后视力丧失。右眼最近几日出现"虹视"现象，随后视力速降，头疼眼痛，恶心欲吐，不思饮食。口苦咽干，小便短少，大便秘结。

检查：右眼视力数指/眼前，左眼无光感，右眼混合性充血（+++），角膜雾状水肿，瞳孔极度散大呈淡绿色，对光反射消失，视盘色红，C/D=0.6，眼压15/6=53.61毫米汞柱。舌苔厚腻，脉弦细数。

诊断：右眼急性充血性青光眼。

辨证：肝经湿热，玄府郁闭。

治则：清热泻肝，通利水道。

方选：泻青丸合五苓散加减。

处方：龙胆草6克，菊花9克，石决明12克，泽泻9

克，猪苓9克，草决明9克，赤茯苓9克，苍术6克，防风6克，大黄6克，栀子6克（炒）。

水煎服，每日1剂。1%匹罗卡品眼药水点眼，每日4次。

西药： 乙酰唑胺0.5克、氯化钾片1.0克，口服每日3次。

二诊（1980年4月17日）：服上药5剂，症状未缓解。患者形体消瘦，声低息短，自觉心下痞硬，欲呕而不出。《伤寒论》中说："伤寒发汗，若吐若下，解后，心下痞硬，噫气不除者，旋覆代赭汤主之。"试投旋覆代赭汤4剂。

处方： 旋覆花9克（包煎），党参9克，甘草6克，法半夏6克，泽泻9克，猪苓6克，苍术6克（炒），生白术9克，煅赭石30克，生姜6克，红枣3枚。

三诊（1980年4月22日）：上方服后效果明显，疼痛缓解，食入不吐，眼球充血减轻，角膜水肿已退，瞳孔中等散大，视力上升至0.1，眼压7.5/5=25.81毫米汞柱，药已对症，继服原方10剂。

四诊（1980年5月4日）：诸症减轻，精神好转，因家务繁多，时感郁闷不舒，测视力0.2，改用逍遥散加升麻、菊花，继服14剂。药后眼球充血全退，瞳孔偏大，对光反射恢复，视力0.3，眼压14.30毫米汞柱，C/D=0.6，停止用药，建议手术治疗，以求根除。

【按语】本例初诊以肝经湿热论治，未能取效，根据患者全身症状与局部表现，是为胃弱气虚，夹杂痰饮，导致浊气不降，逆冲于上，应属实中有虚之证。旋覆代赭汤补虚降逆，消痰涤饮，再加猪苓、泽泻通利水道，苍术、白术补气健脾、燥湿利水。待眼压下降后，改服逍遥散加健脾和胃药，而取良效。中医治病，贵在审机认证，临床中选用成方，须得药证相符，方可默收捷效。

案例三

俞某，女，46岁，1983年4月17日初诊。

左眼疼痛连头、视力剧降3日，呕吐泛恶，不能进食，恶寒发热，口干不饮，烦躁失眠。10个月前曾有过同样发作史，经用西药治疗，症状很快消失。因近情绪不佳，过度疲劳，再次发作，原西药治疗不能奏效，要求中医中药治疗。

检查： 右眼视力 1.0，左眼数指／眼前，左眼混合性充血（+++），角膜水肿伴点状上皮剥脱，后壁色素斑，前房浅，瞳孔极度散大、欠圆，对光反射消失，眼底模糊不清，左眼眼压 15/5=61.75 毫米汞柱，右眼眼压 5.5/5=17.30 毫米汞柱。舌苔薄白，脉浮数。

诊断： 左眼急性充血性青光眼。

辨证： 肝经风热外袭，痰火内扰清窍。

治则： 清热化痰，祛风胜湿。

方选：清震汤加减。

处方：升麻9克，苍术9克，赤芍9克，甘草6克，荆芥6克，葛根9克，薄荷6克，菊花9克，槟榔9克，陈皮6克，荷叶1块。

水煎服，每服1剂。1%匹罗卡品眼药水点眼，每日4次。

西药：50%葡萄糖60毫升，静脉注射，每日1次，共3次。乙酰唑胺片0.5克、氯化钾片1克，口服，每日3次。

二诊（1983年4月24日）：服用上药5日，疼痛缓解，充血稍退，角膜水肿消退，前房深浅正常，瞳孔仍大，对光反射迟钝，视力0.2，眼压7.5/5=25.81毫米汞柱，按原方再服7剂。

三诊（1983年5月2日）：症状又减，充血已退，视力上升至0.5，瞳孔仍偏大，视盘色淡，C/D=0.7，眼压7.5/6=21.89毫米汞柱。方药对症，原药不动又服7剂，停用西药。

四诊（1983年5月9日）：眼部症状消失，但自汗纳差腹胀，改用香砂六君子汤10剂善后。1年中多次复查，未有复发。

【按语】急性充血性青光眼由肝经风热引发，临床并非少见，治疗方法，诸家不一。作者效法《审视瑶函》书中清震汤应用于临床，只要辨证准确，屡有效验。本例因胃实气滞，在原方中加陈皮、槟榔降气破滞，化痰开胃。另据现代药理研究，槟榔碱具有明显的缩瞳功能。本例与上例虽同为青光眼一病，由于病机不同，应用方药完全不同，这正是"同病异治"之道也。

案例四

郭某，女，54 岁，1986 年 9 月 25 日初诊。

3 日前因情绪不好后出现头痛、呕吐、腹泻，在当地卫生院检查诊断为"急性胃肠炎"，给予补液及抗生素治疗 2 日，病情不能缓解，昨日发现左眼视物不见，转来我院查治。头痛眼胀，口苦咽干，不能饮食，心烦不眠。

检查： 右眼视力 1.0，左眼数指 / 眼前，左眼混合性充血（+++），角膜雾状水肿，前房浅，后壁见有青光眼色素斑，瞳孔极度散大，对光反射消失，瞳孔区呈淡绿色，视盘充血，边缘欠清，C/D=0.6，左眼眼压 15/6=53.61 毫米汞柱，右眼眼压 5.5/5=17.30 毫米汞柱，血压 140/90 毫米汞柱，房角窄Ⅲ。舌质红绛少津，脉弦滑数。

诊断： 左眼急性充血性青光眼。

辨证： 肝阳上亢，胃失和降。

治则： 平肝潜阳，和胃渗湿。

方选： 平肝息风汤（经验方）。

处方： 生石决明 20 克，白芍 9 克，泽泻 9 克，煅磁石 15 克，大腹皮 9 克，白术 9 克，代赭石 15 克，灶心土

30克（包煎），牛膝6克，车前子9克，夏枯草12克。

水煎服，每日1剂。1%匹罗卡品眼药水点眼，每日4～5次。

二诊（1986年9月29日）：服用上药2日，症状缓解，呕吐已止，已能进粥。5剂服完，疼痛大减，视力0.1，眼球充血（++）原药继服5剂。

三诊（1986年10月4日）：精神好转，饮食有味，夜能入睡，视力增加，左眼0.4，眼压7.5/5=25.81毫米汞柱，瞳孔接近正常大小，原药中去磁石加陈皮，继服7剂。药后诸症消失，视力0.8，眼压17.30毫米汞柱，改服香砂养胃丸20日善后，并于20日后行巩膜咬切术。1年后随访，左眼无恙。

【按语】青光眼病初出现呕吐、腹泻症状比较多见，临床上常误诊为急性胃肠炎而就诊于内科，忽视了眼科检查，等到视力严重下降时医生才有所察觉。本例为肝阳上亢，阴虚风动，致肝胃不和，故投平肝息风之剂以治其本，加白术、大腹皮、灶心土和胃降逆、健脾利湿以治其标，由于方药对症，2剂症减，10剂症除，再用香砂养胃丸温补脾胃善后，以手术治疗得以根除，所幸未造成失明后果。

二、慢性充血性青光眼

案例

章某，女，41岁，1987年9月6日初诊。

每遇劳累或精神受到刺激后出现视力下降、头痛眼胀约有3年，症状稍重时则出现"虹视"现象。曾在几家医院检查均诊断为"双眼慢性闭角型青光眼"建议手术。患者不愿手术，虽经中、西药治疗，症状难以稳定，故前来我院求治。心烦失眠，口苦咽干，二便正常。

检查：右眼视力0.4，左眼0.6，双眼混合性充血（+），角膜透明，前房深浅正常，瞳孔散大约5毫米，对光反射迟钝，视盘凹陷深约3D，色泽稍淡，C/D=0.7，房角为窄Ⅱ，视野向心性缩小15°～25°，右眼眼压7.5/4=30.39毫米汞柱，左眼眼压7.5/5=25.81毫米汞柱。舌质红苔少，脉弦数。

诊断：双眼慢性闭角型青光眼。

辨证：肝气郁结，热盛阴伤。

治则：理气散结，清热养阴。

方选：丹栀逍遥散加味。

处方：牡丹皮6克，栀子6克，当归9克，柴胡6克，黄芩9克，茯苓9克，白术9克，甘草6克，薄荷4.5克，枳壳6克，槟榔9克。

水煎服，每日1剂。1%匹罗卡品眼药水点眼，每日4～6次。注意休息，保持情绪稳定，低盐，少饮茶水。

二诊（1987年9月13日）：服用上药7日，全身症状略有好转，唯视力未见提高，原药不动，再服7剂。

三诊（1987年9月21日）：症状减轻，视力上升，右眼0.6，左眼0.8，双眼眼压为5.5/4=20.55毫米汞柱，原方去栀子、牡丹皮、黄芩加密蒙花9克、石决明12克，再服15剂。药后症状基本消失，改服逍遥丸加维生素B_1片2个月。

【按语】本例为肝气郁结型病例，治疗当以舒肝解郁入手，鉴于该患者病程长，已经出现口苦咽干，郁已化火，肝阴受损症状，故投丹栀逍遥散解郁散火，加黄芩清火除烦，枳壳、槟榔行气利水。视力稳定后，以逍遥丸加维生素B_1治疗视神经萎缩，保持视功能不再受损，以图缓功。

三、慢性单纯性青光眼

案例一

瞿某，男，47岁，1991年11月4日初诊。

右眼视力下降6个月，时有眼睛酸胀及"虹视"现象。每遇精神不愉快和疲劳后感觉尤为明显，休息或情绪稳定后症状即可消失。近5日，症状一直未消失，口甜乏味，二便正常。

检查：右眼视力 0.8，左眼 1.0，右眼不红，角膜透明，瞳孔正常偏大，对光反射迟钝，视盘凹陷深，C/D=0.8，视野向心性缩小约 25°，右眼眼压 7.5/5=25.81 毫米汞柱，左眼眼压 5.5/6=14.37 毫米汞柱。舌胖苔腻，脉沉滑。

诊断：右眼慢性单纯性青光眼。

辨证：脾虚湿泛，水气不利。

治则：健脾利湿，通阳化气。

方选：五苓散加味。

处方：桂枝 6 克，泽泻 9 克，苍术 9 克，白术 9 克，猪苓 9 克，赤茯苓 9 克，木香 6 克，车前子 9 克，大腹皮 9 克。

水煎服，每日 1 剂。噻吗心安眼药水点眼，每日 2 次。

二诊（1991 年 11 月 12 日）：服用上药 7 日，右眼酸胀、"虹视"症状消失，药已对症，原方不动，继用 14 剂。

三诊（1991 年 11 月 28 日）：症状全部消失，视野扩大 5°，右眼视力 1.0^{-3}，左眼 1.0，右眼眼压 7.5/=21.89 毫米汞柱，用原方药 20 倍量加工成散剂，每次服用 9 克，每日 2 次巩固。1 年后随访，右眼未复发。

【按语】慢性单纯性青光眼属开角型青光眼，是滤帘结构发育不良，导致房水循环障碍，引起眼压增高。本病手术效果不好，故一般不作手术治疗，中药治疗确有一定优势，但应在视神经损害不严重的情况下早期发现，及时治疗。本例为脾不健运，水气不利，水湿积聚，眼压上升。《黄帝内经》

曰："诸湿肿满，皆属于脾。"故用苍术、白术健脾燥湿；猪苓、泽泻、赤茯苓通利膀胱，除湿利水；车前子、大腹皮利水消肿；桂枝温通经络、导利水湿；木香行气利水。药合病机，效果良好，为巩固疗效，再以散剂多服，缓图取效。

案例二

邹某，男，58 岁，1985 年 10 月 10 日初诊。

平素吸烟嗜酒，近几个月来头疼眼胀，视物模糊，曾去省、市几家医院检查均诊断为"双眼开角型青光眼"。西药治疗虽有效果，但病情不稳定，连日来又出现"虹视"现象，眼胀、视力下降，要求中医治疗。头痛如裹，胸闷不适，饮食无味，四肢欠温，大便不成形。

检查：右眼视力 0.6，左眼 0.5，双眼球轻微充血，角膜透明，瞳孔散大约 5 毫米，对光反射迟钝，晶状体有细小点状混浊，房角开放，视盘呈盂状凹陷，色泽淡，C/D=0.7，A:V=2:3，中心凹反光存在，右眼眼压 10/6=31.82 毫米汞柱，左眼眼压 7.5/4=30.39 毫米汞柱，视野鼻下方缩小约 15°，血压 150/94 毫米汞柱。舌苔白腻，脉滑有力。

诊断：双眼慢性单纯性青光眼。

辨证：痰湿中阻，玄府不通。

方选：半夏天麻白术汤加减。

处方：姜半夏 6 克，天麻 6 克，白术 6 克，苍术 9

克，陈皮6克，茯苓9克，泽泻6克，麦芽9克，神曲6克，瓜蒌壳9克，黄芪9克。

水煎服，每日1剂。噻吗心安眼药水点眼，每日2次。注意休息，忌烟、酒。

二诊（1985年10月22日）：服用上药10剂，痰化湿去，饮食有味，大便成形，头重胸闷好转，右眼视力0.8，左眼0.6，右眼眼压25.38毫米汞柱，左眼眼压21.89毫米汞柱，继用10剂。

三诊（1985年11月2日）：自觉症状已除，视力右眼1.0，左眼0.8^{+3}，双眼眼压17.30毫米汞柱，视野扩大5°，改用香砂六君子汤20剂后一切正常。

【按语】本例为过食辛热，酒食生痰，痰浊上泛，神水受阻所致。青光眼从痰论治先例不多，古人云"痰生百病"，作为青光眼也不例外。本例病机为肺不肃降，水道淤阻，玄府不通，水湿内聚，炼结为痰。李东垣拟半夏天麻白术汤主治湿痰厥逆上冲之证。脾、肺乃生痰、储痰之官，因此，方中半夏燥湿化痰，和中降逆；苍、白二术健脾燥湿，化痰除饮；茯苓、泽泻通利小便；天麻息风除眩；黄芪补气利水；瓜蒌壳宽中利气，清肺化痰；陈皮、神曲、麦芽调理脾胃，消食祛痰。全方脾、肺同治，气顺痰除，虽药不治眼而眼病自除。

案例三

姜某，男，51岁，工人，1986年4月10日初诊。

两眼视力下降约 2 年，半年来每遇疲劳和精神受刺激后尤为明显，症状加重时出现"虹视"和酸胀感，经省某医院检查诊断为"双眼慢性闭角型青光眼"建议手术。因患者大哥青光眼失治双眼失明，二哥青光眼术后效果欠佳，对此，本人不愿手术，要求中医治疗。头晕耳鸣，健忘，盗汗，咽干。

检查：右眼视力 0.5^{-3}，左眼 0.4，两眼不充血，角膜透明，前房较浅，瞳孔偏大，对光反射迟钝，视盘色淡，轴心苍白，边缘清楚，C/D=0.7，视野向心性缩小 10°～25°，双眼眼压 7.5/6=21.89 毫米汞柱，房角窄 II，血压 140/90 毫米汞柱。舌质红苔少，脉细数。

诊断：双眼慢性青光眼，视神经萎缩。

辨证：肝肾阴虚，神劳精少。

治则：滋肾养肝，乙癸同治。

方选：明目地黄汤加减。

处方：生地黄 9 克，熟地黄 9 克，枸杞子 9 克，菊花 9 克，麦冬 6 克，五味子 6 克，茯苓 12 克，山茱萸 6 克，石决明 12 克，干石斛 9 克，路路通 9 克，草决明 6 克。

水煎服，每日 1 剂。噻吗心安眼药水点眼，每日 2 次。保持情绪稳定，少饮茶水，忌烟、酒和注意休息。

二诊（1986 年 4 月 27 日）：服用上药 15 剂后咽干、头晕、耳鸣减轻，余症同前，多年顽症，非须臾可以尽除。原方药暂不动继服 25 剂，以观后效。

三诊（1986年5月22日）：效果已显，视力提高，左眼 0.6，右眼 0.6^{+3}，视野扩大 5°，原方加密蒙花 9 克，继服 25 剂。

四诊（1986年6月18日）：自觉症状已除，双眼视力增至 0.8，视盘色泽正常，双眼眼压 17.30 毫米汞柱，将三诊方配制成散剂连服 6 个月，以资巩固。2 年中多次复查，一直稳定。

【按语】青光眼家族性发病比较多见。临床中对于一些不能手术的患者，采用中药治疗要尽最大努力降低眼压，扩大视野，阻止视神经损害，提高视力，保护视功能。根据症状，本例为肝肾阴虚型，用明目地黄汤养肝明目，加路路通行气活血、通络利水，草决明清肝明目兼散郁热，待症状明显好转后，再以散剂多服，达到了治疗目的。

第十一章

视网膜病

一、中心性浆液性视网膜脉络膜病变

中心性浆液性视网膜脉络膜病变（中浆病）是临床十分常见的眼底病。患者以男性青壮年为主，女性较少。本病大多以单眼发病，双眼同时发病相对较少，但可交替发生。本病虽不会导致失明，但容易复发。主要症状为视力下降，眼前出现灰黑色圆圈状或淡黄色阴影遮挡感，视物变形、变色，物体变大或变小等。临床根据症状不同，可分为水肿型和渗出型两种。眼底主要表现为黄斑区水肿、渗出，肿胀区可见到很多细小黄白点，偶尔可见比较小的出血点。中医根据症状不同，分别称为"视瞻易色""视瞻昏渺"和"视惑"等。病因病机多为内伤情志、阴阳失调、劳倦所伤、房事不节和气滞血少所致。

案例 一

圣某，女，46岁，职员，1984年12月16日初诊。

患者家庭不和，子女不顺，争吵不断多年，情绪低落，经常彻夜难眠。10日前发现右眼视力下降，视直如曲，眼前似有黄色圆圈样遮挡，头昏眼胀，口苦咽干，胸胁胀满，饮食不佳，经少超前，二便正常。

检查：右眼视力 0.2，左眼 1.0，右眼球不充血，鼻侧根生胬肉，角膜透明，瞳孔正常，1% 新福林扩瞳屈光间质无混浊，视盘正常，黄斑区水肿并见少量点状渗出，边缘不清，中心凹反光消失。舌质红苔少，脉弦数。

诊断：右眼中浆病（水肿型），翼状胬肉。

辨证：肝失条达，木郁土虚。

治则：疏肝解郁，健脾渗湿。

方选：疏肝解郁汤（经验方）。

处方：柴胡 6 克，陈皮 9 克，川芎 6 克，枳壳 6 克，香附 9 克，紫苏梗 9 克，郁金 6 克，桂枝 9 克，赤茯苓 9 克，生白术 9 克，泽泻 6 克。

水煎服，每日 1 剂。消胬灵眼药水点眼，每日 4 ～ 6 次。忌食辛热类食品，保持情绪稳定。

二诊（1984 年 12 月 24 日）：服上药 7 剂，初见效果，头昏眼胀已除，视物变形好转，视力 0.5，黄斑区水肿消失，中心凹反光仍不见，原方再服 14 剂。

三诊（1985 年 1 月 8 日）：症状已消除，视力 0.8，查眼底黄斑渗出全部吸收，中心凹反光弱，惟饮食不佳，改用五味异功散加山药、黄芪、神曲 10 剂，视力上升至 1.0 停止用药。

【按语】本例为女性患者，情绪低落，木旺土衰，玄府不通，乃致脉络受阻，气滞湿停。故以柴胡、陈皮疏理肝气，解郁宽中；川芎、郁金行气活血；香附、枳壳、紫苏梗理气舒肝，宽胸利膈；赤茯苓、白术、泽泻健脾利湿；桂枝活血通络，温化水饮。后期以五味异功散加味，益气养胃，使得中气旺盛，诸症消失。

案例二

周某，男，38 岁，工人，1989 年 3 月 10 日初诊。

左眼 3 年前患过"中浆病"，经用西药烟酸片、肌苷片、复合维生素 B、毛冬青片等治愈。近 40 日来感觉右眼视力下降，视物变形、变色，再用原西药治疗 20 日不见好转。眼胀头重，口干不饮，二便正常。

检查：右眼视力 0.4，左眼 1.0^{-3}，1% 新福林扩瞳查屈光间质无混浊，视盘正常，黄斑区色素紊乱，边缘不清，间有散在性点状渗出，中心凹反光消失。舌质红有瘀点，脉涩。

诊断：右眼中浆病。

辨证：血瘀气滞，脉络失和。

治则：化瘀散滞，和血通络。

方选：血府逐瘀汤加减。

处方：当归尾 9 克，丹参 15 克，红花 6 克，夏枯草 12 克，川芎 6 克，枳壳 6 克，怀牛膝 9 克，香附 9 克，柴胡 6 克，夜明砂 9 克（包煎）。

水煎服，每日 1 剂。注意休息，忌食辛热类食品，忌烟酒。

二诊（1989年3月21日）：服上药10剂，有所好转，视物变形变色未见减轻，右眼视力0.6，原药中加牡蛎9克，再服10剂。

三诊（1989年4月2日）：药见显效，视物变形变色已除，视力上升至0.8，黄斑区渗出吸收，中心凹反光可见，原方中去夏枯草，加枸杞子6克，继服20剂，视力1.0^{+2}，眼底正常，改服明目地黄丸1个月善后。

【按语】本病的发生西医理论认为是黄斑区附近小动脉痉挛收缩，使周围的毛细血管扩张，导致浆液渗入附近组织内，形成周围组织的积滞现象。中医根据辨证本例为血瘀气滞所致。方中川芎、红花、丹参均为活血化瘀之品，能有效地改善微循环；柴胡、枳壳、香附疏理肝气，行气活血；牛膝、夏枯草化瘀散结，补益肝肾；夜明砂散瘀血，清肝热；当归尾养血活血，温通血脉。在二诊和三诊中根据服药后变化，药物作少量调整以应症变，最后以调补肝肾而获全功。

案例三

褚某，男，28岁，教师，1990年4月5日初诊。

右眼视力下降40余日，眼前似薄纱遮挡，视直为曲，心烦胸闷，疲倦乏力，饮食不香，口甜乏味，平时喜食糖果，偶尔饮酒过量，小便短少，大便日解1～3次，不成形。

检查： 右眼视力0.6，左眼1.5，右眼外无异常，屈光间质无混浊，视盘正常，黄斑区水肿，边缘不清，中心凹反光不见。舌苔厚腻，脉沉细弱。

诊断：右眼中浆病。

辨证：脾胃虚弱，运化失司。

治则：健脾益气，平胃化湿。

方选：参苓白术散加减。

处方：党参9克，白术9克，扁豆9克，陈皮6克，桔梗6克，山药9克，砂仁6克，苍术6克，薏苡仁9克，红枣3枚。

水煎服，每日1剂。忌食辛热及酒类食品。

西药：肌苷片每次0.4克，每日3次。

二诊（1990年4月15日）：服用上药后10日，饮食有味，胸闷腹胀已除，视物变形存在，视力0.8，方药不动，再服10剂。

三诊(1990年4月26日)：症状稳定，视力未增，黄斑区水肿消失，中心凹反光弥漫，原方加肉桂3克，再服15剂。药后查视力1.2，一切症状消失，改服香砂养胃丸20日，以资巩固。

【按语】本例为胃弱脾虚，运化失职，清阳不升，湿浊不降，蒙蔽清窍，发为"视惑"。参苓白术散功能为健脾补气，调中渗湿，去掉莲子肉恋阴之品，加苍术健脾燥湿，三诊时增加肉桂温阳化湿，对提高视力起到了一定的作用。

案例四

金某，男，39 岁，工人，1984 年 10 月 9 日初诊。

平日嗜酒无度，右眼视物不清，视物变形月余，曾在县、市医院检查诊断为"中浆病"，用过烟酸片、肌苷片和毛冬青片等药物 20 日未见好转，要求中医治疗。腰膝酸软，耳鸣头晕，盗汗乏力，口干不饮，小便频数，大便正常。

检查：右眼视力 0.2，左眼 1.5，右眼外观无异常，1% 新福林扩瞳屈光间质无混浊，视盘正常，黄斑区色素紊乱，边缘不清，伴见黄白色细小点状渗出，中心凹反光消失。舌质红少津，脉细数。

诊断：右眼中浆病。

辨证：肝肾虚损。

治则：滋补肝肾。

方选：杞菊地黄汤加味。

处方：枸杞子 9 克，菊花 6 克，生地黄 12 克，牡丹皮 6 克，山药 9 克，茯苓 9 克，泽泻 6 克，山茱萸 7.5 克，覆盆子 9 克，肉桂 3 克。

水煎服，每日 1 剂。注意休息，节制房事，忌烟酒。

二诊（1984 年 10 月 21 日）：服上药 10 剂，自觉好转，视力 0.5，视物变形仍存在，黄斑区边缘清楚，渗出物部分吸收，中心凹反光隐约可见，原方加煅牡蛎 9 克，再服 15 剂。

三诊（1984 年 11 月 8 日）：自觉视物变形已除，黄斑区渗出吸收，中心凹反光恢复，视力 1.0，继服原药 15 剂后，改服杞菊地黄丸 1 个月善后。以后多次随访，右眼一直正常。

【按语】本例患者正值壮年，酒色过度，损伤阴液，而致肾阴亏损，虚火上炎，肝阴受损，水不涵木。方以枸杞子、菊花养肝明目；茯苓、泽泻、牡丹皮健脾利湿，通调水道；山茱萸温补肝肾；生地黄凉血滋肾；山药补脾固肾；覆盆子缩尿固精，补益肝肾；肉桂温通血脉，阳中求阴。诸药共用，补而不腻，清中有温。此例虽为眼病，实为肝肾虚损，投杞菊地黄汤是为从源头治起而获良效，故前贤有言"善为医者，必责根本"。

案例五

樊某，男，46 岁，1989 年 9 月 18 日初诊。

左眼视力下降，视直为曲、视物变色近 2 个月，曾间断用过中、西药效果不显。发病前头部受过外伤失血较多。现头晕耳鸣，失眠健忘，动则心悸汗出，腰腿酸软，形寒怕冷。

检查：右眼视力 1.2，左眼 0.4，左眼外无异常，扩瞳后屈光间质无混浊，视盘正常，黄斑部边缘不清，点状渗出间夹小出血点，中心凹反光消失。患者形体消瘦，面色无华，舌苔薄白，脉细无力。

诊断：左眼中浆病。

辨证：气血双亏，心脾两虚。

治则：补气养血。

方选：八珍汤加味。

处方：小红参6克，黄芪15克，白术9克，炙甘草6克，茯苓9克，熟地黄9克，当归身9克，丹参9克，川芎4.5克，白芍9克，阿胶9克（烊化），红枣5枚。

水煎服，每日1剂。适当增加营养，节制房事。

二诊（1989年9月29日）：服上药10剂，精神有所好转，视力0.6，较前上升，饮食不多，嗳气反饱。此乃补气太壅，原方去熟地黄、大枣，加陈皮、紫苏梗，再服10剂。

三诊（1989年10月9日）：面色红润，饮食增加，眼底渗出吸收，中心凹反光隐约可见，视力1.0，继用10剂。

四诊（1989年10月20日）：一切症状消失，改用桂圆大补膏1个月巩固。

【按语】《黄帝内经》云："目得血则能视""五脏六腑之精气皆上注于目"。本例为外伤失血过多，导致气血两虚而出现"视瞻昏渺"。方以四物汤补血养营，四君子汤益气健脾，再加黄芪、大枣补气升阳、养血安神，阿胶滋阴补血，丹参养血生血。诸药合奏阴阳双补、气血双疗之功，虽药不治目而目自明矣。

二、视网膜动脉栓塞

视网膜中央动脉栓塞是一种突然性失明的眼科急病。栓塞可因血管痉挛或血管壁疾病，使得管腔变窄或管壁增厚，以致血栓形成而导致本病的发生。本病一旦发生，治疗比较困难，恢复视力和视功能非常不容易。如果能早期发现，及时治疗，尚有挽救部分视力的希望。中医称本病为"暴盲"，多因阴阳失调、气血乖乱、脉络闭塞、气血阻滞、肾阴亏损、心血暗耗所致。

案例一

汪某，男，65 岁，农民，1988 年 9 月 18 日初诊。

右眼视力突然下降 3 日，头晕目胀，血压偏高，口干欲饮，心烦失眠。

检查：右眼视力数指 / 眼前，左眼 0.6，右眼外观正常，扩瞳见晶状体赤道部点状混浊，视盘色淡，边缘欠清，C/D=0.4，视网膜色淡伴水肿，中央动脉极细如线，静脉细软扭曲，上支呈节段状，黄斑区樱桃红色，中心凹反光不见，血压 160/100 毫米汞柱。舌质红苔少，脉弦数。

诊断：右眼视网膜中央动脉栓塞，高血压。

辨证：肝阳上亢，气逆血闭。

治则：平肝降逆，理气行血。

方选：通脉明目汤（经验方）。

处方：生石决明 15 克，当归 9 克，丹参 15 克，夏枯草 12 克，红花 9 克，川芎 9 克，茺蔚子 9 克，桃仁 9 克，生地黄 12 克，赤芍 6 克，枳壳 6 克。

水煎服，每日 1 剂。

西药：维脑路通片，每次 0.2 克，每日 3 次。

二诊（1988 年 9 月 30 日）：服用上药 10 日，症状略见好转，视力数指／1 米，原方再服 10 日。

三诊（1988 年 10 月 12 日）：自觉视力有所好转，右眼视盘色泽正常，边界清楚，动脉较前增粗，黄斑区色红，中心凹反光隐约可见，视力 0.04，中药继用 20 剂。西药加服肌苷片 0.4 克，每日 3 次。

四诊（1988 年 11 月 3 日）：视力 0.1，血压 140/90 毫米汞柱，视盘色淡，网膜水肿已退，动脉狭窄，静脉已正常，中心凹反光恢复，停用中、西药，改服明目地黄丸 1 个月善后。

【按语】视网膜中央动脉栓塞属眼科疑难急病。本病骤然发病，视力丧失，治疗棘手，稍有延误，即可成为永久性失明。本例患者年逾花甲，血压较高，肝阳偏亢，肾阴不足，玄府不通，脉络受阻，血闭气滞，发为"暴盲"。方用桃红四物汤活血养血，破瘀散结；加生石决明、夏枯草平肝潜阳散结；茺蔚子、丹参活血通脉，行中有补；枳壳理气行血。方药紧扣病机，标本兼顾，尚救部分视力。

案例二

瞿某，女，39岁，农民，1987年4月5日初诊。

2日前与人发生争吵后右眼视力突然下降，眼球轻微胀感，余无不适。

检查：右眼视力数指/眼前，左眼1.2，右眼外观正常，屈光间质无混浊，视神经乳头色淡，黄斑区樱桃红色，中心凹反光不见。脉舌正常。

诊断：右眼视网膜动脉栓塞。

辨证：玄府郁闭，脉络阻塞。

治则：疏理肝气，化瘀通络。

方选：疏肝明目饮加减（经验方）。

处方：柴胡6克，陈皮9克，川芎9克，当归尾9克，枳壳6克，香附12克，牛膝9克，丹参15克，水蛭6克，延胡索6克。

水煎服，每日1剂。

二诊（1987年4月14日）：服上药7剂，右眼视力数指/60厘米，稍有恢复，方药不动，继服14剂。

三诊（1987年4月29日）：视力0.04，原方加枸杞子6克，再服14剂，视力达0.15。后将原方加工成散剂连服2个月，复查视盘正常，颞下支动脉狭窄，网膜复原，中心凹反光可见。1年后再次复查，视力未降。

【按语】本例因情绪受到刺激而发病，为肝气横逆，疏泄失司，气滞血阻，精血不得上充所致。《证治准绳》将暴盲一证的发生原因归纳为阳寡、阴孤、神离三点，并指出"病于阳伤者，缘忿怒暴悖"。故方以柴胡、香附、陈皮、枳壳疏肝解郁，理气宽中；川芎、延胡索、丹参行气活血通络；归尾、牛膝行血散瘀；水蛭破血通经，下瘀散结。另据现代药理研究，水蛭素能延缓血液凝固，具有明显抗凝血功能。待症状改善后，以散剂内服，可增加用药时间，达到缓图取效之目的。

案例三

余某，男，41岁，干部，1989年10月5日初诊。

右眼视力突然下降7日，遂去省医院检查，诊断为"右眼视网膜颞下支动脉栓塞"，给予血管扩张剂和溶血剂治疗5日未见效果，前来我院要求中医治疗。

检查：右眼视力0.04，左眼1.5，右眼外观正常，屈光间质无混浊，视盘颞侧边缘模糊，颞下支动脉显著变细，静脉充盈迂曲，网膜水肿，黄斑区深红色，视野上半部缺损，血压130/80毫米汞柱。脉舌正常。

诊断：右眼视网膜分支动脉栓塞。

辨证：血瘀气滞，玄府不通。

治则：散瘀破气，开通玄府。

方选：破瘀通脉汤（经验方）。

处方：当归尾9克，川芎12克，赤芍9克，生地黄

12克，柴胡4.5克，桃仁12克，牛膝9克，甘草4.5克，红花9克，三棱7.5克，水蛭6克，枳壳6克。

水煎服，每日1剂。复方丹参滴丸吞服，每次10粒，每日3次。

二诊（1989年10月15日）：服上药10日，感觉略见效果，右眼视力0.1，原药继服20日。

三诊（1989年11月5日）：右眼视力0.2，视盘边缘清楚，下支动脉复原，视野仍有缺损，原方去三棱、水蛭，加黄芪15克，又服20剂。

四诊（1989年11月26日）：右眼视力0.3，用原方药加工成散剂连服2个月。后复查视力达0.4，眼底基本恢复正常。

【按语】视网膜分支动脉栓塞症状较轻。本例就诊时视力还有0.04，为瘀血阻于上焦，玄府不得开通，血脉受阻，清阳不升，目失濡养导致本病发生。血府逐瘀汤可治数十种血瘀之证。方中桃仁、红花、赤芍、川芎活血化瘀治其本；生地黄、当归尾养阴活血，增水行舟，并可防祛瘀药过猛而损伤正气；柴胡、枳壳疏理肝气，有行气即可行血之功；牛膝活血通脉；三棱、水蛭破血逐瘀，行气散结；甘草调和诸药。脉络复通后，减去三棱、水蛭峻猛之品，加黄芪补气扶正，药合证情，从而效果满意。

三、视网膜静脉阻塞

视网膜静脉阻塞是由于局部静脉回流障碍而引起视力下降的一种眼底病。本病多发生于血管硬化和患有高血压病、糖尿病的中老年人。形成阻塞的因素很多，有外部压迫和继发性静脉内皮细胞增生，原发性静脉疾病和血流动力学紊乱等。本病常单眼发病，双眼发生者比较少见，多数患者发病后视力难以恢复，预后较差，极个别病例因为失治，可以引发继发性青光眼而失明。中医对症状较轻、视力下降不严重的称为"视瞻昏渺"，视力下降严重的称为"青盲"。病因病机为肝经郁滞，玄府闭塞，脉络不通，瘀血停阻；或阴虚阳亢，气血失调；或由心血亏虚，脉络阻滞所致。

案例一

陈某，男，39 岁，1980 年 8 月 10 日初诊。

左眼视力下降约 2 个月，经省、市某医院检查诊断为"左眼视网膜静脉阻塞"，经中、西药治疗 40 余日，不见效果。头晕微胀，口干咽燥，心烦多梦。

检查： 右眼视力 1.2，左眼 0.3，左眼外观无异常，视盘轻度水肿，静脉迂曲怒张，颞上支沿血管走向大片火焰状出血，颞下支静脉呈节段状，动脉反光增强，动、静脉交叉处驼峰状压陷，黄斑部边缘不清，间有团状渗出，中心凹反光弱，血压 150/96 毫米汞柱。舌质红苔薄，尖有瘀点，脉弦涩。

诊断：左眼视网膜静脉阻塞，眼底动脉硬化。

辨证：阴虚阳亢，脉络瘀阻。

治则：祛瘀通络，滋阴潜阳。

方选：当归化瘀汤加减（经验方）。

处方：川牛膝 9 克，生蒲黄 9 克，赤芍 9 克，夏枯草 15 克，墨旱莲 9 克，菊花 9 克，当归尾 6 克，丹参 15 克，钩藤 9 克，五灵脂 6 克（包煎）。

水煎服，每日 1 剂。注意休息，少食动物脂肪。

二诊（1980 年 8 月 25 日）：服上药 14 剂，自觉有效，头晕胀感消除，咽干口燥减轻，视力 0.4^{+2}，原方药不动，再服 14 剂。

三诊（1980 年 9 月 10 日）：视力上升至 0.8，眼底复查视网膜出血基本吸收，上支静脉复通，视盘水肿消失，黄斑区边缘仍见有点状渗出，原方去墨旱莲、钩藤，加牡蛎 12 克、夜明砂 9 克（包煎），又服 20 剂，一切症状消失，视力 1.0，停治。

【按语】本例为肝阳偏亢、阴液不足之证。因血滞为瘀，阻塞脉络，迫使血行脉外，导致眼底出现出血、渗出症状。方中墨旱莲养阴凉血止血；当归尾行气活血；生蒲黄、五灵脂通利血脉，行血消瘀；菊花、钩藤平肝祛风；夏枯草清除肝热，而散郁结，另有降血压之功。服药 48 剂后脉络复通，血行流畅，视力得以恢复。

案例二

冯某，男，58 岁，农艺师，1990 年 9 月 10 日初诊。

左眼视力自幼极差，右眼半年前视力开始下降，曾在省某医院检查诊断为"右眼视网膜静脉主干阻塞"，住院治疗 78 天，视力由入院时 0.8 下降至 0.02，自动出院，前来我院要求中医治疗。心情郁闷，寐少纳差。

检查：右眼视力 0.02，左眼视力数指 /30 厘米，右眼外无异常，裂隙灯下见晶状体有细小点状混浊，眼底见视网膜弥漫性出血、水肿，静脉充盈、怒张，部分呈豆荚状，动脉细，血压 130/80 毫米汞柱。舌苔微黄，脉沉涩。

诊断：右眼视网膜静脉阻塞，早期白内障。

辨证：脉道瘀阻，目失所养。

治则：化瘀通络，佐以养阴。

方选：复元活血汤加减。

处方：柴胡 6 克，天花粉 6 克，当归 9 克，炮山甲 6 克，桃仁 9 克，红花 9 克，大黄 6 克，甘草 6 克，丹参 12 克，白芍 9 克。

水煎服，每日 1 剂。

二诊（1990 年 9 月 25 日）：服上药 15 剂，不见效果，视力未增，此乃药不对症，未能取效，改用疏肝理气法。

处方：柴胡6克，香附9克，川芎9克，枳壳6克，丹参12克，青皮6克，没药6克，赤芍9克，当归9克，三棱6克，莪术6克。

三诊（1990年10月5日）：服上药10剂，已见效果，精神好转，夜能入睡，饮食增加，右眼视力0.04，继服原方20剂。

四诊（1990年10月25日）：眼底出血吸收约一半，渗出存在，视力0.08，原方中去三棱、莪术、没药，加醋鳖甲9克、牡蛎12克、黄芪12克，连服45剂。药后查视网膜出血、渗出吸收，静脉复原，视力0.15，已能骑自行车上班。后改服障眼明片和治障宁眼药水点眼9个月，控制白内障，多年后视力一直稳定。

【**按语**】本例初诊采用李东垣复元活血汤加减，活血化瘀、通络止痛未见效果，殊不知该方主治胁下瘀血，重在破瘀通经，方中缺少疏肝理气药物，应用于本例属药不对证。该例为肝气停滞，玄府不通，脉道瘀阻所致，治疗应重以疏理肝气为主，故二诊改用柴胡疏肝散加三棱、莪术、没药、丹参，行气活血、消瘀散结迅速取效。在以后的治疗中，方药又作小量调整，减去破气的药物，增加鳖甲软坚散结，黄芪行滞补气，促进渗出吸收，视力恢复较快，达到了预期效果。谨此说明治病要既知常法，又知变法，临床须作全面分析，才能应手取效。

案例三

洪某，男，56 岁，干部，1996 年 12 月 25 日初诊。

左眼 3 年前患视网膜中央静脉阻塞，经我院治疗视力恢复至 0.8，一直稳定，3 日前左眼视力又降，口干不饮，失眠梦多，余无不适。

检查：右眼视力 0.6，左眼数指 /30 厘米，左眼外观如常人，托吡卡胺扩瞳晶状体未见混浊，+20D 玻璃体颞侧棕红色间夹絮状漂浮物，眼底模糊可见，鼻侧视网膜静脉充盈迂曲，颞下方沿血管走向大片出血斑，管径不匀，动脉细、管壁反光增强，A∶V=2∶3，动、静脉交叉处驼峰状压陷，血压 180/96 毫米汞柱。舌质红少津，脉数。

诊断：左眼视网膜中央静脉阻塞，高血压眼底动脉硬化，玻璃体积血。

辨证：上盛下虚，血滞瘀阻。

治则：滋肾平肝，行滞散瘀。

方选：知柏地黄汤加味。

处方：生地黄 12 克，牡丹皮 6 克，山茱萸 6 克，泽泻 9 克，山药 6 克，茯苓 9 克，知母 9 克，黄柏 6 克，生蒲黄 9 克（包煎），川牛膝 6 克，侧柏叶 15 克。

水煎服，每日 1 剂。绝对卧床休息，忌烟、酒。

二诊(1997 年 1 月 5 日)：服上药 10 剂，症状减轻，视力上升至 0.15，原药不变，继服 15 剂。

三诊(1997 年 1 月 21 日)：症状又有好转，视力左眼 0.6^{-3}，血压 140/90 毫米汞柱，玻璃体积血已吸收，视网膜出血消失，但仍可见少量点状渗出，药中病机，一方到底，再服 15 剂，右眼视力 0.8，停止用药。

【按语】本例为复发性视网膜静脉阻塞。患者年近花甲，肾水不足，水不涵木，肝阳上升，血滞为瘀，导致血压升高，为上盛下虚之证。方用知柏地黄汤滋肾养肝，增水行舟，加牛膝活血散瘀，侧柏叶凉血止血，生蒲黄行血消瘀、收涩止血。全方动中有静，活中有止，药合病机，无须随意改动方药，直至病愈为止。

案例四

史某，男，42 岁，教师，1993 年 5 月 11 日初诊。

右眼 2 个月前饮酒后视力下降，曾在县、市某医院检查诊断为"右眼视网膜中央静脉阻塞"，给予血管扩张剂、溶血剂、维生素类药物静脉注射和口服效果不明显。发病前过度疲劳，心悸汗多，睡眠差、多梦。

检查：右眼视力数指 / 眼前，左眼 0.1，右眼外观无异常，右眼托吡卡胺扩瞳屈光间质无混浊，视盘边缘模糊，色泽偏红伴有散在性点状出血，鼻上方网膜大片火焰状出血，静脉迂曲怒张，血管呈节段状，下方见少量黄白色点状渗出，血压 140/90 毫米汞柱。舌质红苔少，脉数。

诊断：右眼视网膜静脉阻塞。

辨证：心阴亏损，虚火上炎，脉络不通，血溢络外。

治则：滋补心阴，养血活血。

方选：天王补心丹加减。

处方：生地黄12克，当归9克，天冬9克，麦冬9克，柏子仁9克，酸枣仁9克，党参9克，丹参15克，玄参9克，茯苓6克，远志6克，桔梗6克，山楂9克。

水煎服，每日1剂。注意休息，忌食烟、酒，节制房事。

二诊（1993年5月28日）：服上药15剂后，自觉有所好转，视网膜出血部分吸收，视力0.04，守原方再服20剂。

三诊（1993年6月19日）：精神好转，心悸多汗已除，眼底出血仅有少量残留，静脉恢复正常，A∶V=2∶3，中心凹反光清楚，视力上升至0.25，改用益气聪明汤20剂，眼底症状消失，视力0.3，停治。

【按语】本例为劳伤心脾，心阴亏虚，血滞不前，停为血瘀。"阴虚生内热，水浅舟自停"，脉络瘀阻由此产生。天王补心丹滋补心阴、养血安神，增加山楂以行气消积、软坚化瘀。症状减轻后，改用益气聪明汤升阳补气，通利九窍善后。

四、糖尿病视网膜病变

糖尿病视网膜病变为糖尿病并发症之一。由于体内胰岛素绝对或相对不足，发生内分泌失调，继以代谢紊乱，引起凝血机制、血液成分异常，血黏度增高，流变障碍，损害微血管及其管壁细胞功能，引起眼部特别是微血管网、视网膜和脉络膜等部位组织缺氧，发生微血管病变，继则出现水肿、渗出、出血等病变。本病反复发作可引起视网膜脱离而导致失明。中医属"消渴证"范畴。病机主要是肺、脾、肾三脏功能失调，热灼阴伤，水谷转输失常所致。

案例一

金某，女，48岁，1995年10月7日初诊。

患糖尿病5年有余，发现两眼视力下降约1年，口燥咽干，烦热气短，头晕自汗，"三多"症状不明显。

检查：右眼视力0.25，左眼0.1，双眼外观不红，角膜透明，瞳孔正常，晶状体有楔形混浊，玻璃体内少量出血，眼底模糊可见，右眼视网膜静脉扩张，散在性微血管瘤，下方局限性片状出血，鼻下方团状渗出，左眼视网膜局限性出血灶间夹点状渗出，血糖12.3毫摩尔／升，血压130/80毫米汞柱。舌体胖苔薄白，脉虚细。

诊断：双眼糖尿病视网膜病变，并发性白内障。

辨证：气阴两虚。

治则：养阴益气，和血明目。

方选：参芪麦冬汤加味（经验方）。

处方：太子参12克，麦冬9克，黄芪20克，生白术

9克，茯苓9克，生地黄15克，谷精草9克，黄精12克，枸杞子6克，墨旱莲12克，山药9克。

水煎服，每日1剂。治障宁眼药水点眼，每日4次。

二诊（1995年10月24日）：服上药15剂，自觉没有变化，病非一日，须臾岂能奏效，守原方继进20剂。

三诊（1995年11月15日）：自觉见效，视物较前清楚，玻璃体积血部分吸收，眼底清楚可见，视网膜出血、渗出仍在，左眼视力0.2，右眼0.4，血糖8.12毫摩尔／升，原方加牡蛎9克，连服45剂。

四诊（1995年12月31日）：自觉症状已除，已能下田劳动，眼底仍有少量渗出斑，左眼视力0.4，右眼0.6，血糖7.4毫摩尔／升，以原方加工成散剂，每次服9克，每日2次，共6个月，视力稳定。

【按语】糖尿病气阴两虚型临床比较多见。本例"三多"症状不明显，根据眼底情况分型应为糖尿病3或4期，虽说本病与肺脾肾关系密切，但心为君主，"主明则下安，主不明则十二官危"。方中太子参、黄芪、黄精补气生津；麦冬、生地黄滋阴润肺生津；枸杞子、山药补脾益肾，止渴生津；生白术、茯苓健脾益气；墨旱莲滋阴止血；谷精草明目疏肝，《本草纲目》曰，"凡治目中诸病加而用之，甚良"。此外，本病发生一般病程都比较长，治疗非短期所能奏效，必须耐心服药，才见效果。

案例二

邱某，男，44 岁，1995 年 4 月 20 日初诊。

3 年前发现患有糖尿病，"三多"症状明显，用过西药降糖灵、达美康和中药消渴丸等，血糖一直都在 9 ～ 12 毫摩尔／升。近半年来双眼视力下降，曾去省某医院检查诊断为"双眼糖尿病视网膜病变、玻璃体积血"，治疗 2 个月未见明显效果。烦渴引饮，五心烦热，潮热盗汗，溲多便秘。

检查： 右眼视力 0.1，左眼 0.08，双眼外观无异常，托吡卡胺扩瞳晶状体无混浊，玻璃体内棕红色，伴有纤维样漂浮物，眼底模糊可见，视盘正常，网膜局限性出血、渗出。患者形体消瘦，颜面黧黑，血糖 14.21 毫摩尔／升，血压 120/70 毫米汞柱。舌质红无苔，脉细数。

诊断： 双眼糖尿病视网膜病变，玻璃体积血。

辨证： 真阴亏耗，相火独亢。

治则： 滋阴降火，肺胃同治。

方选： 知柏地黄汤加减。

处方： 知母 9 克，黄柏 6 克（盐水炒），生地黄 15 克，山药 9 克，麦冬 9 克，牡丹皮 6 克，泽泻 9 克，茯苓 6 克，北沙参 9 克，玄参 9 克，天花粉 9 克，生石膏 30 克。

水煎服，每日 1 剂。限制含糖类主食，节制房事。

西药： 格列本脲（优降糖）片 2.5 毫克，维生素 C 片

0.2 克，每日 3 次。

二诊（1995 年 5 月 6 日）：服上药 15 日，自觉无变化，视力双眼 0.1，原方药不动再服 15 剂。

三诊（1995 年 5 月 22 日）：药见效果，口渴好转，玻璃体积血部分吸收，眼底较前清楚，视网膜渗出存在，双眼视力 0.2，原方中去石膏、黄柏、牡丹皮，加黄精、玉竹各 9 克，再服 30 剂。药后查血糖 8.34 毫摩尔／升，右眼视力 0.25，左眼 0.2，眼底出血吸收，改服知柏地黄丸 2 个月善后。复查视力稳定，并能从事体力劳动。

【按语】本例属阴虚火旺，真阴亏耗，肾水枯竭，相火独亢，灼伤肺胃之阴，乃致渴饮无度。阳亢源于阴虚，火旺责之水亏，故以知柏地黄汤主降肾火，加北沙参清肺养阴，配以天花粉清胃养阴、生津止渴，玄参配生石膏清胃热兼养阴液。三诊时热去津生，减去石膏、牡丹皮、黄柏寒凉之品，增加黄精、玉竹，重在滋阴生津，缓图取效。

案例三

吴某，男，61 岁，工人，1998 年 9 月 10 日初诊。

患糖尿病 10 年，用消渴丸、降糖灵等中西药未停，血糖高低不稳定。近 2 年来感觉视力下降，曾去县、省几家医院检查均诊断为"增殖型糖尿病视网膜病变"，经治疗视力未见好转。腰酸膝软，倦怠乏力，形寒怕冷，小便频数，大便不成形。

检查：右眼视力 0.08，左眼 0.04，双眼外观正常，托吡卡胺扩瞳晶状体赤道部混浊，玻璃体透明，视盘正常，视网膜散在性出血斑、新生血管和纤维样增殖，A：V=2：3，黄斑区环形硬性渗出，中心凹反光弥漫，血压 150/90 毫米汞柱，血糖 10.24 毫摩尔／升。舌质红苔薄。

诊断：双眼糖尿病视网膜病变，双眼白内障。

辨证：脾肾两虚。

治则：补肾健脾。

方选：玉液汤加味。

处方：西洋参 3 克，知母 10 克，山药 12 克，五味子 6 克，葛根 6 克，茯苓 6 克，鸡内金 6 克，山楂 12 克，天花粉 9 克，黄芪 15 克，覆盆子 9 克。

水煎服，每日 1 剂。治障宁眼药水点眼，每日 4 次。

西药：氨肽碘针 0.4 克，肌内注射，隔日 1 次。

二诊（1998 年 9 月 22 日）：服用上药 10 日，全身症状稍有减轻，视力、眼底情况无变化，守原方药再用 15 日。

三诊（1998 年 10 月 8 日）：药后始见效果，小便次数减少，大便成形，右眼 0.1，左眼视力 0.08，血糖 9.24 毫摩尔／升，血压 140/90 毫米汞柱，继续服药 30 日。

四诊（1998 年 11 月 8 日）：精神好转，视力又有提高，视网膜出血斑吸收，渗出消失，左眼视力 0.12，右眼 0.15，改服障眼明片 6 个月，症状稳定。

【按语】消渴一证，以气阴两虚，元气不升，脉络瘀阻最为多见。玉液汤专治消渴之证，本方系近代名医张锡纯所创制，他在方意中指出："黄芪为主，得葛根能升元气，佐以山药、知母、天花粉大补真阴，使之阳升而阴应，自有云行雨施之妙。用鸡内金者，因此证尿中皆含有糖质，用之以助脾胃强健，化饮食中糖质为津液也。用五味子者，取其酸收之性，大能封固肾关，不使水饮下趋也。"本例在辨证中气虚明显，故添加西洋参补益脾气，养阴生津，以助黄芪之力；茯苓健脾利水，收中有发；覆盆子补益肝肾，缩尿固涩；山楂行气活血，消瘀散结，改善眼底增殖。本例虽选用成方，但先贤有言："夫病证见相同之机，方药有通借之妙。"临床上只要药证相符，一方多用，多能应手取效。

五、高血压眼底病变

高血压眼底病变是由于血压长期持续性升高，使视网膜小动脉痉挛、变细，眼底出现动脉壁反光增强、变宽，有时出现静脉受压，并可出现动、静脉交叉压陷现象。如果病情进一步发展，黄斑区小动脉则出现螺旋状弯曲，视网膜血管旁则出现火焰状出血及絮状渗出，视网膜水肿。严重的病例，眼底动脉呈现铜丝状或银丝状改变，并有广泛的片状出血及灰白色渗出，出血多的可进入玻璃体内。另外，视盘出现水肿，视力将受到严重影响。

案例一

周某，男，67岁，1993年2月8日初诊。

患高血压已经11年，常年服用西药降血压药症状不稳定。1个月前发现右眼视物不清，头晕心烦，口苦咽干，耳鸣盗汗，要求查治。

检查： 右眼视力0.06，左眼0.8，右眼外观正常，屈光间质无混浊，视盘水肿，边缘欠清，视网膜颞上方大片火焰状出血斑、间夹团状渗出，动脉血管呈铜丝状，静脉充盈怒张，A:V=1:3，动、静脉交叉处压陷，黄斑区较暗，中心凹反光消失，血压180/110毫米汞柱，左眼底暂未见异常。舌质红苔少，脉弦数。

诊断： 高血压眼底病变。

辨证： 肝阳上亢，阴虚血瘀。

治则： 平肝潜阳，养阴化瘀。

方选： 平肝潜阳汤（经验方）。

处方： 生赭石15克，黄芩9克，墨旱莲12克，怀牛膝9克，菊花9克，煅龙齿12克，煅牡蛎15克，白芍9克，夏枯草12克，钩藤9克。

水煎服，每日1剂。保持情绪稳定，低盐饮食、少进动物脂肪，忌烟、酒。

二诊（1993年2月16日）：服上药7剂，诸症减轻，右眼视力0.15，血压160/100毫米汞柱，原方不动，继服

15 剂。

三诊（1993 年 3 月 2 日）：视力大增，右眼 0.4，视盘水肿已退，视网膜出血，渗出吸收约一半，动脉有白鞘，中心凹反光弱，原方中去赭石，加生地黄 12 克，又服 15 剂。药后视力上升至 0.8，血压 150/90 毫米汞柱，眼底基本正常，改用杞菊地黄丸加复方丹参片 1 个月巩固。

【按语】高血压眼底病变属于继发性疾病。本例发生原因是肝阳上亢、阴液暗耗。《黄帝内经》云："高者抑之。"凡肝阳有余者，必须以介类潜之，以柔静摄之，味取酸收，佐以咸降，务清其营络之热，则升者伏矣。方中赭石、牡蛎、龙齿平肝潜阳，降逆止血；钩藤、夏枯草清热散结，二药同用具有良好降血压作用；黄芩、菊花清肝祛风；白芍养血柔肝，平抑肝阳；墨旱莲、怀牛膝补益肝肾，活血祛瘀。此例在短期内获效，实属辨证论治之功也。

案例二

黄某，女，58 岁，教师，1989 年 7 月 6 日初诊。

患慢性肾炎 7 年余，发现高血压 3 年，经西药治疗血压始终不稳定。近 3 个月来两眼视力下降，头晕耳鸣，腰膝酸软，听力下降，寐少多梦，记忆力减退，小便少，眼睑有时水肿。

检查：右眼视力 0.3，左眼 0.4，近视力不能矫正。双眼外如常人，托吡卡胺扩瞳见屈光间质无混浊，视盘凹陷浅，边缘不清，视网膜水肿，广泛出血伴硬性渗出，动脉细，动、静脉交叉处压陷，中心凹反光不清楚，右眼底较轻，血压 190/110 毫米汞柱。舌淡苔薄，脉细数。

诊断：高血压眼底病变（慢性肾炎）。

辨证：肾阴亏损。

治则：滋肾养阴，平肝明目。

方选：滋肾抑肝汤（经验方）。

处方：桑寄生 9 克，白芍 9 克，川牛膝 9 克，牡蛎 12 克，龙骨 12 克，生地黄 12 克，夏枯草 12 克，钩藤 9 克，柏子仁 9 克，益母草 12 克，黄芩 6 克，苦丁茶 9 克。

水煎服，每日 1 剂。玉米须 20 克，泡饮代茶。注意休息，低盐、低动物脂肪。

二诊（1989 年 7 月 18 日）：服上药 10 剂，头晕好转，小便次数增多，视力无变化，原方再服 10 剂。

三诊（1989 年 7 月 29 日）：夜能入睡，耳鸣已除，双眼视力 0.6，血压 150/90 毫米汞柱，前方加枸杞子 6 克，连服 30 剂。

四诊（1989 年 9 月 1 日）：双眼视力 0.8，视网膜水肿已退，出血吸收、渗出少，中心凹反光可见，血压 140/84 毫米汞柱，改用杞菊地黄丸 2 个月善后。

【按语】由慢性肾小球肾炎引发的高血压临床比较多见，在治疗过程中对原发病和继发病均需一并用药。方中桑寄生补肝肾、利小便、降血压；川牛膝利尿通淋，引血下行；生地黄、白芍养血柔肝，滋补肾阴；龙骨、牡蛎平肝潜阳；夏枯草活血祛瘀，利水消肿；钩藤、苦丁茶散风清目；柏子仁养心神，补而不燥；玉米须性味甘平，利水消肿降血压。全方配伍得当，主、兼症并治，取效满意。

六、视网膜静脉周围炎

视网膜静脉周围炎多发于 20～30 岁青年人，本病易于复发，故又称青年性复发性视网膜玻璃体积血。双眼常先后发病，临床表现为视网膜静脉周围改变，视网膜出血、玻璃体积血和视网膜及玻璃体结缔组织形成，导致增殖性视网膜炎。由于结缔组织收缩牵拉作用，有的可引起局限性继发性视网膜脱离而失明。中医认为本病的发生主要是情志所伤，肝气上逆，气机受阻，脉络不通；肺肾两虚，元气不固；脾肾阳虚，湿聚为痰，蒙闭清窍；或劳瞻竭视，色欲过度，真阴亏耗，目失所养所致。

案例一

郭某，男，27 岁，工人，1991 年 3 月 4 日初诊。

半年前饮酒过量后发觉两眼视力下降，眼前有异物样飘浮感，在省外某医院检查诊断为"双眼视网膜静脉周围炎""玻璃体混浊"，西药治疗 1 个月（药物不详），效果不佳，返乡来我科要求中医治疗。

检查： 右眼视力 0.6，左眼 0.1，双眼外观无异常，托吡卡胺扩瞳晶状体无混浊，右眼玻璃体内尘埃状漂浮物，视盘正常，鼻下支静脉有白鞘包绕及出血斑，视网膜出血间有黄白色渗出，左眼视盘色泽正常，颞下方网膜增殖性改变，静脉迂曲白鞘，粗细不匀。脉舌正常。

诊断： 双眼视网膜静脉周围炎（左眼增殖型），右眼玻璃体混浊。

辨证： 脉络不通，血行脉外。

治则： 行瘀通脉，养血和营。

方选： 生蒲黄饮（经验方）。

处方： 生蒲黄 9 克（包煎），五灵脂 9 克（包煎），牡丹皮 6 克，生地黄 9 克，墨旱莲 12 克，当归 6 克，丹参 12 克，没药 6 克，阿胶 9 克（冲服）。

水煎服，每日 1 剂。

二诊（1991 年 3 月 15 日）：服上药 10 剂，略见效果，右眼 0.8，左眼视力 0.15，方药不动，再服 15 剂。

三诊（1991 年 3 月 30 日）：症状又见好转，右眼玻璃体混浊吸收，视网膜静脉恢复正常，出血、渗出消失，左眼视网膜增殖平复，静脉复原，视力左眼 0.4，右眼 1.2^{-2}，改服杞菊地黄丸 2 个月巩固。

【**按语**】视网膜静脉周围炎一般认为发病原因与结核有关，但在临床观察中并非全是该病所为。本例就是饮酒过量、热伤脉络，引发瘀热所致。故以生蒲黄行血散瘀，配五灵脂入肝经而化瘀；生地黄、当归、牡丹皮养阴通经；没药、丹参祛瘀生新；墨旱莲、阿胶滋阴止血。此外，阿胶与蒲黄相伍，则补血止血效果更佳。方药主要以养阴化瘀入手，使目得所养而获良效。

案例二

任某，女，31 岁，已婚，1987 年 8 月 20 日初诊。

右眼视力下降 4 个月，曾在某医院检查诊断为"视网膜静脉周围炎""眼底出血"，经中、西药治疗 2 个月，未能奏效。头痛眼微胀，口苦咽干，嗳气胸闷，月经超前 3～5 日，色紫量多。

检查：右眼视力 0.2，左眼 1.5，右眼外正常，屈光间质无混浊，视盘正常，颞上支静脉管径不匀，伴有白鞘，沿静脉血管走向有羽毛样出血和点状渗出。舌质红苔少，脉弦数。

诊断：右眼视网膜静脉周围炎。

辨证：肝胆失疏，玄府不通。

治则：疏利肝胆，通窍明目。

方选：疏肝明目饮（经验方）。

处方：柴胡 6 克，陈皮 9 克，川芎 9 克，川楝子 6 克，枳壳 6 克，白芍 9 克，香附 6 克，牡丹皮 6 克，白术 6 克，枸杞子 6 克，川牛膝 4.5 克。

水煎服，每日 1 剂。

二诊（1987年8月31日）：服上药10剂，已见效果，右眼视力0.4，眼底出血部分吸收，守原方再服10剂。

三诊（1987年9月10日）：眼底出血、渗出吸收，静脉管径复原，视力0.6，为防止病情反复，原方去枳壳，加生地黄9克，继服10剂。

四剂（1987年9月21日）：右眼视力1.0，眼底正常，改服逍遥丸加明目地黄丸1个月善后。

【按语】本例为肝气郁滞，疏泄失司，玄府闭塞，静脉受阻，血无去处，眼底出血。"血不利则为水"，故出现眼底渗出。方中柴胡、陈皮、川楝子、香附、枳壳疏理肝气，开通玄府；川芎、牛膝活血通络，引瘀血下行；白术健脾强胃，益气利湿；枸杞子滋肾养肝；牡丹皮凉血散瘀。肝气通则玄府通，瘀血去则目自明。

案例三

刘某，男，26岁，职员，1993年4月17日初诊。

两眼视力先后下降6个月，曾在外省某医院检查诊断为"双眼视网膜静脉周围炎"，经住院治疗20日，虽有好转，但出院后病情不稳定。近因情绪不好，视力又降，头昏眼胀，口干不饮，心烦梦多，小便正常，大便稍结。

检查：右眼视力0.5，左眼0.4，双眼外正常，屈光间质无混浊，视网膜静脉充盈伴有白鞘，左眼沿颞上支静脉走向有羽毛状出血斑，右眼鼻下方出血间夹黄白色点状渗出。舌尖红苔少，脉弦数。

诊断：双眼视网膜静脉周围炎。

辨证：肝气郁结，火邪伤络。

治则：清肝解郁，散结通络。

方选：丹栀逍遥散加味。

处方：牡丹皮6克，栀子9克，柴胡6克，当归9克，白芍9克，白术6克，茯苓9克，草决明9克，茺蔚子9克，薄荷4.5克，甘草6克。

水煎服，每日1剂。忌食辛热、酒类食品。

二诊（1993年4月27日）：服上药10剂，两眼感觉舒服，头昏眼胀减轻，左眼视力0.5，右眼0.6，原方又服15剂。

三诊（1993年5月12日）：自觉症状已除，右眼视力0.8，左眼0.6。眼底出血、渗出仅少量残留，原方去栀子，加夜明砂9克、密蒙花6克，再服15剂。

四诊（1993年5月28日）：双眼视力1.0，眼底出血、渗出全部吸收，静脉形态复原，改服杞菊地黄丸加逍遥丸1个月巩固。

【按语】本例为肝经气郁、化火伤阴、肝脉瘀滞、脉道受损所致。"气有余，便是火"。治疗上只能解郁散火，不可疏肝行气，否则会更伤阴液而加重病情。方用丹栀逍遥散和肝解郁、养血清热、益气健脾，加草决明、茺蔚子凉肝明目、活血止痛。诸药相合，标本同治，投药见效。

案例四

朱某，男，29 岁，教师，1988 年 9 月 10 日初诊。

右眼视力下降月余，经外院检查诊断为"右眼视网膜静脉周围炎"，经西药治疗 20 日效果不显。口燥咽干，腰酸乏力，手足心灼热，小便少、时见白浊。

检查：右眼视力 0.1，左眼 1.5，右眼外观无异常，晶状体无混浊，玻璃体内团状漂浮物，视盘正常，后极部视网膜黄白色点状渗出，颞上支静脉迂曲有白鞘，沿静脉走向有火焰状出血，中心凹反光消失。舌质红苔少，脉细数。

诊断：右眼视网膜静脉周围炎。

辨证：肾阴亏损，相火妄动。

治则：滋阴降火。

方选：知柏地黄汤加味。

处方：知母 9 克，黄柏 6 克（盐水炒），生地黄 12 克，山茱萸 7.5 克，牡丹皮 6 克，泽泻 9 克，茯苓 6 克，山药 9 克，玄参 9 克，麦冬 9 克。

水煎服，每日 1 剂。

二诊（1988 年 9 月 21 日）：服上药 10 剂，症状未见变化，原方增加菟丝子 9 克，再服 10 剂。

三诊（1988 年 10 月 1 日）：始见小效，小便转清，右眼视力 0.3，眼底渗出、出血部分吸收，中心凹反光隐约可见，方药不动，继用 10 剂。

四诊（1988 年 10 月 12 日）：右眼视力上升至 0.6，静脉复原，渗出、出血吸收，去知母、黄柏，加女贞子、何首乌各 9 克，20 剂。药后视力右眼 1.0^{-3}，全身及眼底症状消失，停治。

【按语】本例为真阴亏损，虚火上炎，内热炽盛，迫血妄行。"壮水之主，以制阳光"，投知柏地黄汤旨在滋阴降火，加玄参、麦冬甘寒生津，滋肾润肺。初诊药未见效，非药未对证，只是方中药性寒凉有过，独阴不长；二诊时添加菟丝子温补肾阳，阳中求阴，立见效果。这说明中医治病，视病情而变通其用，既不可离乎书以治病，亦不可泥乎书以立方。

七、视网膜色素上皮炎

视网膜色素上皮炎是 20 世纪 70 年代才被发现的一种眼底病。发病以青壮年为多见，病情缓慢，持续多年。主要症状为视力下降，视物变形、变小、变色。根据发病症状与特点，可归属于中医"视瞻昏渺"或"视惑证"范畴。

案例一

汤某，男，34 岁，干部，1990 年 10 月 11 日初诊。

右眼视力下降，视物变形 2 个月左右，曾在某医院检查诊断为"中浆病"，用过烟酸片、肌苷、复合维生素 B 等西药不见效果。头昏失眠，余无不适。

检查： 右眼视力 0.4，左眼 1.5，右眼外观如常人，托吡卡胺扩瞳屈光间质无混浊，视盘正常，黄斑区簇状黑色点状病灶，下方有浆液性渗出，后极部视网膜见散在性色素斑及白色小点，中心凹反光不见。舌苔薄白。

诊断： 右眼视网膜色素上皮炎。

辨证： 脾失健运，湿阻中焦。

治则： 健脾益气，淡渗利湿。

方选： 参苓白术散加减。

处方： 党参 9 克，茯苓 9 克，扁豆 9 克（炒），陈皮 9 克，山药 6 克，砂仁 6 克，桔梗 6 克，莲子 6 克，薏苡仁 12 克，柴胡 6 克，苍术 6 克。

水煎服，每日 1 剂。

二诊（1990 年 10 月 22 日）：服上药 10 剂，视物变形好转，眼底情况未减轻，视力 0.4 未增。此乃顽症，用药非短期内见效，方药不动，继服 10 剂。

三诊（1990 年 11 月 2 日）：视力 0.6，稍有上升，眼底症状已有好转，中心凹反光隐约可见，原方去莲子、柴胡，加肉桂 4.5 克、黄芪 12 克，又服 20 剂。

四诊（1990 年 11 月 22 日）：自觉症状消除，黄斑区淡色环消失，右眼视力 1.0，改服参苓白术丸 1 个月巩固。

1 年内多次随访未复发。

【按语】本例为劳倦内伤，脾气虚弱，运化失司，水湿不运，停于中焦。《黄帝内经》云："诸湿肿满，皆属于脾。"故以参苓白术散健脾渗湿，益气调中。三诊眼底症状消退不明显时，方药稍作调整，减去滞腻较重的莲子和性能升发的柴胡，增加温经通脉的肉桂和补气利水的黄芪，可明显促进眼底病灶吸收。最后用成药参苓白术丸巩固，对防止复发起到了很好的效果。

案例二

严某，男，24 岁，已婚，1998 年 7 月 20 日初诊。

左眼视力下降，视物变形约 1 年，曾在外地某医院检查诊断为"左眼视网膜色素上皮炎"，治疗虽有好转，但症状不稳定。工作量较重时症状明显加重，小便偏多，时有梦遗。

检查：右眼视力 1.5，左眼 0.2，左眼外观如常人，黄斑区污秽、渗出，周围有淡色环，颞侧下方视网膜有一浅灰色机化条，中心凹反光不见。舌苔少，脉弦数。

诊断：左眼视网膜色素上皮炎。

辨证：肝肾阴虚，水不涵木。

治则：滋肾养肝，乙癸同治。

方选：一贯煎加味。

处方：北沙参 9 克，麦冬 9 克，当归 6 克，生地黄 12

克，煅龙骨9克，枸杞子9克，川楝子4.5克，墨旱莲9克，女贞子9克。

水煎服，每日1剂。适当休息，少饮酒，节制房事。

二诊（1998年7月31日）：服上药10剂，视力0.3，但视物变形未减，原方再服20剂。

三诊（1998年8月22日）：视物变形好转，视力上升至0.6，眼底渗出部分吸收，中心凹反光隐约可见，原方中加白芍9克再服20剂。

四诊（1998年9月13日）：视物变形消失，眼底基本正常，中心凹反光清楚，视力 1.0^{-3}，改服明目地黄丸3个月巩固。

【按语】本例为肝肾不足所致。肝肾本是同源，又是母子关系，肝赖肾水滋养，肾水亏则肝失所养，失其条达而耗损肝阴。方中生地黄、枸杞子滋肾养肝；沙参、麦冬补肺生金；当归养肝活血，川楝子疏理肝气，两药合用可防病入气血；墨旱莲、女贞子精血同补，滋而不腻，补而不燥；煅龙骨收敛固涩，固精潜阳。药合证机，一方到底，而获全功。

八、视网膜脱离

视网膜脱离是指视网膜内层与色素上皮层分离，引起视力下降的眼底病。本病有原发性和继发性两种，多发于老年人及近视眼患者。本病常由于眼球受到震动时，视网膜破裂，变性的玻璃体经过裂孔而进入视网膜下，使视网膜与下面组织发生分离。早期脱离因牵拉脉络膜出现闪光或眼前出现火花的现象，继则出现视物变形、模糊，随着病情的发展，脱离部位高度隆起，表面皱折不平，失去透明性，血管暗红爬行其间而呈迂曲状弯曲，隆起的网膜可随着眼球的转动而呈现飘浮感，此时视力则受到严重影响。中医称本病为"暴盲"。病因多为中气不足，气虚下陷，精气不能上达，目失濡养；或阴精亏损，湿浊内生等所致；亦可由外物所伤引发。

案例一

王某，男，26岁，农民，1994年9月17日初诊。

双眼先天性近视，右眼1年前在苏州做工时发生视网膜脱离，在当地某家医院做复位手术，术后效果不好，已失明。左眼10日前视力又下降，视物变形，眼前闪光，遂去就诊，确诊为"视网膜脱离"，再次建议手术。患者拒绝手术，返乡前来我院要求中医治疗。情绪抑郁，心烦易躁，口干多梦。

检查：右眼视力无光感，左眼数指/眼前。左眼外观正常，托吡卡胺扩瞳晶状体无混浊，+10D玻璃体细小点状漂浮物，−25D见视盘偏大，视网膜上方呈青灰色皱折、隆起，血管起伏有漂浮感，三面镜检查未找到裂孔，眼压5.5/9=8.54毫米汞柱。舌尖红苔少，脉细数。

诊断： 左眼高度近视，玻璃体混浊，视网膜脱离。

辨证： 肝郁气滞，清气不升。

治则： 疏肝调气，升清降浊。

方选： 疏肝明目饮加减（经验方）。

处方： 柴胡9克，白芍9克，陈皮6克，升麻9克，黄芪30克，川芎4.5克，泽泻9克，桂枝9克，枳壳4.5克。

水煎服，每日1剂。卧床休息1个月。

二诊（1994年9月28日）：服上药10剂，视物变形、闪光略有好转，原方继服20剂。

三诊（1994年10月20日）：闪光已消失，近视力0.1/10厘米，视网膜隆起平复，原方加煅龙骨9克，共服100剂，后查视网膜脱离全复位，近视力0.5，验光配戴－14.00DS，远视力0.3，眼压17.30毫米汞柱，停止用药。10年内多次复查，视力稳定。

【按语】 视网膜脱离失明率高，中、西医治疗都比较棘手，手术治疗亦难以确保效果，药物治疗更须十分慎重。患者右眼已经失明，治疗尤为注意，否则，一旦失去手术治疗机会，将给患者带来终生痛苦。本例原为先天性高度近视，元阳不足，水胜于火，加之内伤情志，木失条达，脾不散精，玄府闭塞，神光不得发越故出现视惑、光视等证。宗《黄帝内经》"木郁达之"之理，以柴胡、升麻疏通表里，升清降浊；黄芪健脾益气，利湿固脱；白芍、川芎调气活血，养血柔肝；陈皮、枳壳理气散结；桂枝、泽泻温经通脉，利水渗湿。由于方药布阵合理，相互配伍得当，虽为险症，但取得了满意的效果。

案例二

尹某，女，58 岁，1990 年 5 月 5 日初诊。

两眼平素无病，视力良好，左眼 20 日前出现视物模糊、闪光等症，曾在某医院检查诊断为"中浆病"，给予西药和中成药治疗 15 日，视力下降。精神疲惫，头晕自汗，纳差便溏。

检查：右眼视力 1.2，左眼 0.2，左眼外观如常人，托吡卡胺扩瞳晶状体、玻璃体无混浊，视盘正常，鼻下方网膜青灰色皱折隆起，血管有飘浮感，未见裂孔，眼压 5.5/8=10.24 毫米汞柱，B 超检查左眼视网膜脱离。脉细数。

诊断：左眼视网膜脱离。

辨证：脾胃虚弱，中气下陷。

治则：升阳益胃，补气固脱。

方选：补气固脱汤（经验方）。

处方：黄芪 30 克，小红参 9 克，陈皮 9 克，升麻 12 克，柴胡 6 克，白术 9 克，当归 9 克，炙甘草 9 克，山药 9 克，桔梗 9 克，红枣 5 枚。

水煎服，每日 1 剂。卧床休息，保持情绪稳定。

二诊（1990 年 5 月 24 日）：服上药 15 剂后，自觉精神有所好转，头晕、自汗已除，早晨视力明显好转，原方药继续服 30 剂。

三诊（1990 年 6 月 25 日）：饮食正常，大便成形，视物变形和闪光已除，视力提高至 0.4，眼压 17.30 毫米汞柱，按原方加工成散剂，连服 3 个月。后查视力达到 0.8，视网膜脱离复位，仅有少量机化条。3 年中多次复查视力稳定，眼底无变化。

【按语】根据辨证，本例系中焦气虚，水湿不运，清阳不升，"视衣"失养所至。先贤有言："中气乃后天之本，其气充沛，则五脏安和，其气下陷，则脏腑多有滑脱下垂之变。"方中黄芪、红参、白术峻补中气；柴胡、桔梗、升麻升举清阳；炙甘草、山药、红枣补脾益气；当归养阴和血；陈皮行气和胃并可消补气药中泥滞之性，使得补而不壅。全方药与证符，默收捷效。

九、视网膜色素变性

视网膜色素变性是一种具有明显遗传因素的双侧性、进行性眼底病。其病理改变主要是视网膜神经上皮包括色素上皮原发性变性。眼底表现为视网膜动脉和静脉高度狭窄，视神经乳头呈现蜡黄或黄白色，视网膜色素呈骨细胞样沉着等。患者早期出现"夜盲"，逐渐发展为视野向心性缩小，晚期导致失明。中医称之"高风雀目"。病因多为元阳不足，阳弱不能抗阴；或阴精亏损，阴虚不能济阳；或气血不足，目失濡养。

案例一

文某，男，18岁，1990年4月17日初诊。

患者上小学时始被发现视力差，后来感觉暗光下视物不清，行走困难，近几年来视力下降尤为明显，经省、市多家医院检查诊断为"双眼视网膜色素变性"，众医广药，病势渐增。后又去省外几家医院就诊，治疗均不见好转，现白天行走亦觉困难，前来我院求治。形瘦神疲，听力减退，沉默寡言，夜尿频多。父母非近亲配偶，查无此病。

检查：右眼视力0.04，左眼0.08，双眼外观如常人，屈光间质无混浊，视盘色泽淡，边缘清楚，视网膜血管细，后极部及赤道部骨细胞样色素沉着，黄斑区色素紊乱，中心凹反光弱，视野向心性缩小25°～35°，双眼眼压17.30毫米汞柱，屈光检查正常。舌淡苔白边有齿痕，脉细数。

诊断：双眼视网膜色素变性。

辨证：清阳内陷，目失濡养。

治则：益气升阳，温补中州。

方选：益气聪明汤加减。

处方：党参9克，黄芪15克，何首乌9克，升麻12克，葛根12克，蔓荆子9克，茯苓6克，枸杞子9克，谷精草9克，白芍9克，丹参12克，炙甘草6克，夜明砂9克（包煎）。

水煎服，每日1剂。

二诊（1990年5月17日）：服上药30剂，感觉无明显变化，多年痼疾，非短期内可以见效，守原方继服30剂。

三诊（1990年6月18日）：精神好转，听力敏锐，二便正常，视力左眼0.1，右眼0.06，视野扩大5°，以示药物始见效果，又以原药令服3个月。

四诊（1990年9月20日）：视力上升，行动自如，左眼视力0.12，右眼0.1，用原方加工成散剂连服1年。20年来按照原方间断服药，视力、视野稳定，并能从事生产劳动。

【按语】本例为脾胃衰弱，中州气陷，血供不足，清阳难升，九窍不利，引发目障耳聋。方以益气聪明汤去黄柏苦寒燥湿，旨在补益中气，鼓舞清阳，使得肝肾受益。另加枸杞子、何首乌补肝养血，益肾固精，不寒不燥，收敛精气；丹参通利血脉，养血安神；夜明砂、谷精草退障明目；蔓荆子清利头目；白芍养血柔肝，敛阴益脾；炙甘草补脾益气，通行十二经，可升可降；方中葛根用量较大，此药不仅可以升发脾胃清阳之气，葛根中的黄酮能增加脑及冠状血管流量，并能降低血管阻力。本病虽为眼疾中之顽症，但只要辨证明确，方药对路，还是可以保存部分视力的。

案例二

张某，男，30 岁，1981 年 5 月 1 日初诊。

发现两眼视力差多年，并有逐年下降趋势。近几年来光线稍暗即感觉行走困难，不能避开障碍物，曾多次去各大医院检查均诊断为"视网膜色素变性"，中、西药治疗不见效果。现视物范围狭小，头晕耳鸣，腰膝酸软，形寒怕冷，小便清长。

检查：右眼视力 0.08，左眼 0.02，双眼外观无异常，屈光间质无混浊，视盘蜡黄色，视网膜血管细，散在性骨细胞样色素沉着，视野向心性缩小 25°～ 40°，中心凹反光弱。舌质淡红苔少，脉沉细数。

诊断：双眼视网膜色素变性。

辨证：肾阳虚损，火不生土。

治则：温阳补肾。

方选：河车增视丸（经验方）。

处方：枸杞子 9 克，山药 9 克，菟丝子 9 克，茯苓 9 克，熟地黄 9 克，补骨脂 6 克，白术 6 克，玄参 9 克，潼蒺藜 6 克，夜明砂 9 克，紫河车 4.5 克（研末装胶囊，吞服）。

水煎服，每日 1 剂。

二诊（1981 年 6 月 2 日）：服上药 30 剂，头晕耳鸣略有好转，余症同前，方药不动又服 30 剂。

三诊（1981年7月3日）：感觉视物较前清楚，耳鸣已除，小便正常，视力右眼0.1，左眼0.08，原方加韭菜子4.5克，令服3个月。

四诊（1981年10月5日）：症状稳定，视力右眼0.12，左眼0.1，将汤剂改为散剂，继服8个月。药后视力稳定，视野扩大5°～15°。3年内多次复查，病情稳定。

【按语】视网膜色素变性虽然病机复杂，总的来看应属虚证。本例为元阳不足，火不生土，脾失散精，目失濡养。以菟丝子、补骨脂、潼蒺藜补肾壮阳，明目固精；枸杞子、熟地黄滋阴补血；茯苓、山药健脾益气；夜明砂消障明目；玄参咸寒养阴，阴中求阳；紫河车温补肝肾，精、气、血同补。诸药相伍以阳生阴长，脾肾功能健旺，才能有效地控制病情发展，尽量提高或保持生活视力。

第十二章

视神经病

一、视神经乳头炎

视神经乳头炎是一种发病急剧的内眼病，可在数日内视力高度下降，甚至达到光感消失的程度。本病多发于青壮年，单眼或双眼同时发生或先后发病。发病之初，可有前额或眼球后疼痛和压迫感，当视力下降严重时，疼痛症状反见消失。眼底症状可见视盘充血，边界模糊，凹陷消失，轻度隆起，视网膜水肿、渗出或出血，静脉中度扩张弯曲，视野常出现中心暗点、向心性缩小等症状。中医对视力下降较轻的称"视瞻昏渺"，视力下降严重或丧失者则称"暴盲"。病因多为情志所伤，气血郁闭，玄府壅塞；或肝经郁热，暗耗肝阴；或气血双亏，目失濡养。

案例一

束某，男，39岁，农民，1988年12月29日初诊。

两眼视力下降7日，伴手足指端有麻木感，3日来双眼近失明，行走困难，头昏痛、眼胀，口苦咽干。

检查：右眼视力数指/眼前，左眼数指/30厘米，双眼外观不充血，瞳孔中等度散大，对光反射迟钝，屈光间质无混浊，视盘充血、边缘不清，隆起约 3D，周围见条状出血，视网膜水肿，中心凹反光弱。舌质红苔薄，脉弦数。

诊断：双眼急性视神经乳头炎。

辨证：肝郁脾虚，脉络失和。

治则：疏肝健脾，行气通络。

方选：柴胡疏肝散加减。

处方：柴胡 6 克，木香 6 克，青皮 9 克，苍术 9 克，香附 9 克，茯苓 6 克，白术 9 克，当归 6 克，赤芍 6 克，生地黄 9 克。

水煎服，每日 1 剂。

西药：维生素 B_1 100 毫克、维生素 B_{12} 500 微克，肌内注射，每日 1 次。地塞米松片 4.5 毫克，每日 1 次。保持心情舒畅，忌烟、酒及辛热类食品。

二诊（1989 年 1 月 4 日）：服用上药 5 日，效果明显，视力上升，已能单独行走，左眼视力 0.2，右眼数指／1 米，原方加川芎 6 克，继用 10 日。

三诊（1989 年 1 月 15 日）：视力大增，瞳孔恢复正常大小，对光反射敏感，视盘隆起消失，边缘清楚，网膜水肿吸收，视力右眼 1.0^{-3}，左眼 1.0^{+2}，中药继用 15 剂。地塞米松片每日 0.75 毫克，停用针剂。

四诊（1989 年 1 月 30 日）：双眼视力 1.2，眼底正常，改用明目地黄丸、维生素 B_1 片 15 日巩固。

【**按语**】视神经中医称为"目系"，由筋骨血气之精而所成，眼之光华所见。本例发病为木郁土虚，脉络受阻，清气难升，湿浊不降，故用柴胡、香附、木香、青皮疏理肝气，开通玄府；苍、白二术健脾燥湿；茯苓甘淡健脾散精；当归、生地黄和血柔肝，又防方中行气疏泄太过；赤芍活血通络止痛。治疗主要从疏利肝胆、理气和胃入手，使气顺、肝和、脾运则目有所养而中病，再配合西药，相得益彰，效果明显。

案例二

徐某，男，45 岁，1988 年 10 月 29 日初诊。

因精神受刺激，两眼视力下降 10 日。3 日来视力下降至不能行走，球后胀痛，嗳气纳差，口苦咽干，前来我院求治。

检查：右眼视力数指 / 眼前，左眼数指 /30 厘米，双眼不充血，角膜透明，瞳孔中等度散大，对光反射迟钝，视盘凹陷消失，边缘模糊不清，颞侧细小点状出血，网膜水肿，中心凹反光弥漫，血压 130/80 毫米汞柱。脉舌正常。

诊断：双眼急性视神经乳头炎。

辨证：肝郁化火，郁结不通。

治则：解郁散火，养阴散结。

方选：疏肝通脉汤。

处方：怀牛膝 9 克，柴胡 4.5 克，白芍 9 克，夏枯草

9克，枸杞子6克，当归6克，延胡索6克，栀子6克，牡丹皮6克，青皮6克。

水煎服，每日1剂。

西药：维生素 B_1 100毫克、维生素 B_{12} 500微克，肌内注射，每日1次。泼尼松片30毫克，每日1次。忌食烟、酒及辛热类食品。

二诊（1988年11月3日）：服用上药5日，诸症减轻，视力上升能自行活动，右眼视力0.1，左眼0.3，原药再用10日。泼尼松改用15毫克，每日1次。

三诊（1988年11月13日）：瞳孔恢复正常，视盘凹陷恢复，边缘清楚，网膜水肿已退，中心凹反光清晰，右眼视力1.0，左眼1.2，停用前药，改服维生素 B_1 片和杞菊地黄丸15日，双眼视力1.2停用药物。1年内多次随访，两眼无恙。

【**按语**】郁者舒之，结者散之。肝经郁火，郁是病因，火从郁起，治疗时必须解郁与清火同步进行，但在用药中应注意疏泄不可太过以伤肝阴。本例方药中虽用了很多疏肝解郁和行气活血药物，但又适当配伍了和血养肝之品，发中有收。另外，适当应用西药，对增加疗效、缩短疗程都起到了一定作用。

案例三

程某，女，34岁，农民，1978年9月30日初诊。

患者正值哺乳期，半月前人工流产术后3日，自觉两眼视力锐减，头昏心悸，寐少梦多，喜静懒动，动则汗出。

检查：右眼视力0.4，左眼0.3，双眼外观无异常，1%新福林扩瞳屈光间质无混浊，视盘充血，凹陷消失，突出约2D，边缘模糊不清，伴少量点状出血和渗出，黄斑区色暗，中心凹反光弱，血压120/70毫米汞柱。形瘦神疲，面色无华。舌淡苔薄，脉细弱无力。

诊断：双眼视神经炎。

辨证：气血亏虚，目失濡养。

治则：补益气血，心脾同治。

方选：人参养荣汤加减。

处方：太子参9克，白芍9克，当归9克，炙黄芪15克，熟地黄12克，陈皮6克，五味子6克，远志9克，肉桂4.5克，炙甘草6克，红枣3枚。

水煎服，每日1剂。

西药：维生素 B_1 100毫克、维生素 B_{12} 500微克，肌内注射，每日1次。适当增加营养，停止哺乳。

二诊（1978年10月11日）：服用上药10日，自觉明显好转，双眼视力上升至0.8，效不更方，守原方药继服10剂。

三诊（1978年10月22日）：症状已除，视力双眼1.2，视盘恢复正常，改服桂圆大补膏1个月善后。

【按语】《黄帝内经》云："目得血则能视""气脱者，目不明"。本例为哺乳期又行人工流产，耗气伤血，导致气血双亏，精气不能上注于目而目暗不明。方中太子参、炙黄芪补益脾肺，生津补气；熟地黄、白芍养血滋阴；红枣、炙甘草健脾益气；五味子、远志宁心安神；加陈皮顺气和胃，又可防补药壅滞；肉桂温通血脉，补火生土。全方以补气养血、安神宁心而获效。后又以桂圆大补膏巩固，使得气充血旺，虽无治眼之药而目自明矣。

案例四

汤某，男，42 岁，1984 年 8 月 8 日初诊。

患者气盛易怒，日常生活中稍有不顺，便怒发冲冠。5 日前与妻发生口角后，感觉左眼视力剧降，眼球转动时胀痛连眶，头晕，口苦，纳差，溲黄便结。

检查：右眼视力 1.5，左眼数指 /30 厘米，左眼外观无异常，屈光间质无混浊，视盘色泽偏红突出约 2D，边缘不清，有少量点状渗出及出血点，静脉迂曲怒张，动脉血管正常，血压 140/90 毫米汞柱。舌质红苔黄，脉弦数。

诊断：左眼急性视神经乳头炎。

辨证：肝经实火，热盛阴伤。

治则：清肝泻火，佐以养阴。

方选：泻青丸加减。

处方：龙胆草 6 克，栀子 6 克，大黄 9 克，川芎 6 克，当归 6 克，黄芩 9 克，夏枯草 12 克，生地黄 9 克，菊花9克，生石决明12克（先煎）。

水煎服，每日1剂。忌食烟、酒，保持情绪稳定。

西药：维生素 B₁ 片30毫克，泼尼松片10毫克，口服，每日3次。

二诊（1984年8月12日）：服用上药5日，便通症减，疼痛已除，视力上升至0.15，原方去大黄，加郁金6克，继服10剂，泼尼松递减量。

三诊（1984年8月23日）：自觉症状已除，左眼视力上升至0.6，眼底基本恢复正常，改用逍遥散加夏枯草，继服10剂，停用激素，视力达到1.0停止用药。

【**按语**】肝以血为本，以气为用，"气有余便是火"。肝藏相火，易从火化，临证凡遇此案例，必先投苦寒降火之品，直折其势，再用疏肝养肝之剂善后。本例患者性情暴躁，肝气太盛，火势炎上，目系受灼，故先以泻青丸清肝泻火，再以逍遥散疏肝养血调理而愈。

二、缺血性视神经病变

缺血性视神经病变是一种以视力障碍，视野缺损，眼底荧光素造影有特殊改变为特征的眼科疑难病之一，临床上又称血管性假性视神经乳头炎。由于视神经乳头供血不足，根据缺血累及部位不同，本病分为前部和后部两大类。中医无此病名，根据症状可归属"青盲"范畴。本病多因肝胆失疏，气血不和，脏腑机能紊乱，玄府闭塞，精气不能上荣于目所致。

案例一

吴某，男，52 岁。2006 年 5 月 20 日初诊。

患者病发 2 个月，情绪不佳，因右眼视物模糊，曾去省、市多家医院检查，诊断为"右眼缺血性视神经病变"，曾用过血管扩张剂、激素和维生素类药物效果不显。近期视力下降明显，头、眼轻微发胀，口苦咽干，寐少纳差。无高血压、糖尿病病史。

检查：右眼视力 0.15，左眼 1.2。右眼外无异常，双星明扩瞳屈光间质无混浊，视神经乳头凹陷稍浅，色泽偏淡，轻度水肿，边缘清楚，伴有少量点状小出血点，视野据上级医院报告单扇形缩小。舌红苔薄，脉数有力。

诊断：右眼缺血性视神经病变。

辨证：肝郁气滞，脉络失和。

治则：疏理肝气，解郁通络。

方选：延胡郁金汤（经验方）。

处方：柴胡 9 克，陈皮 9 克，当归 9 克，白芍 9 克，川芎 9 克，茯苓 9 克，延胡索 7.5 克，白术 9 克，郁金 9 克，牡丹皮 7.5 克，制香附 9 克，丹参 15 克。

水煎服，每日 1 剂。忌烟、酒及辛热食品，保持良好心态。

二诊（2006年6月8日）：服药14剂，自觉头、眼舒服，口干口苦好转，查右眼视力0.3，效不更方，原方药不动，再服15剂。

三诊（2006年6月25日）：查视力右眼0.6，诸症已除，脉舌正常，守原方去延胡索、郁金，加密蒙花9克、枸杞子9克，20剂。20日后，患者视力为1.0，故停止治疗。1年后随访视力正常。

【按语】本例为前部缺血病变，病初有情志郁结之因，乃致气阻血滞，玄府闭塞，神光不得发越，目无所见。方以柴胡、川芎、郁金、陈皮疏理肝气、开通玄府，延胡索、香附、丹参理血活血，当归、白芍养阴补血，茯苓、白术健脾益气，牡丹皮解郁散火。全方以理气通络，和血明目，解郁散结，气畅血行而获显效。

案例二

李某，女，34岁，2009年9月20日初诊。

左眼视力下降50余天，当地治疗无效，遂去省某医院查为"左眼缺血性视神经病变"，西药治疗一个月仍不见效果，前来我科要求中药治疗。面色无华，声低息短，纳差，动作汗出。自述发病前1个月做过人流手术。

检查：右眼视力1.0，左眼0.2，左眼外无异常，双星明扩瞳屈光间质无混浊，视神经乳头色泽淡，视野图出现部分缺损。脉细弱，舌淡红。

诊断：左眼缺血性视神经病变。

辨证：气虚血亏，目失濡养。

治则：急补气血，填精明目。

方选：参归补血汤（经验方）。

处方：红参6克，当归9克，熟地黄9克，升麻9克，白芍9克，黄芪20克，炙甘草6克，茯苓9克，陈皮9克，葛根9克，大枣3枚。

水煎服，每日1剂。

二诊（2009年10月10日）：服上药20剂，自觉好转，饮食增加，精神转佳，视力左眼0.4，视盘色泽转红，守原方药再服20剂。

三诊（2009年11月3日）：除视力欠清外无其他症状，视力0.8，用原方药加工成散剂继续服药2个月。2个月后，患者视力恢复至1.0，查视野正常，停治。连续2年复查视力未降。

【**按语**】"气为血帅，血为气母""目得血则能视"。本例为气血两虚，精气不能上荣于目，出现视瞻昏渺。方以红参、黄芪、茯苓补气生血；白芍、当归、熟地黄滋阴补血，活血润燥；葛根、升麻鼓舞清阳之气上行于目；炙甘草、大枣补脾益气生血；陈皮调气健胃，又可防补太腻而碍胃。全方气血双补，中气得益，血旺气充，清阳上升，目得所养而病愈矣。

三、球后视神经炎

球后视神经炎的发病部位在球后段视神经，因此早期视盘并无炎症表现，眼底亦完全正常，只有在后期，视盘出现全面或颞侧萎缩。本病多发生于 40 岁以上中年人，常双眼发病，伴有头痛和眼球转动时眼眶深部钝痛症状。中医对视力下降不严重的称"青盲"或"视瞻昏渺"，下降严重的按"暴盲"论治。

案例一

张某，女，29 岁，1993 年 9 月 29 日初诊。

右眼视力下降 20 余日，眼球转动时牵引球后疼痛，眶深部有胀痛感，在当地医院用过西药治疗 2 周无效。口苦咽干，情绪不稳定。

检查：右眼视力 0.3，左眼 1.2，右眼外不红，角膜透明，瞳孔大于对侧，对光反射迟钝，眼底暂未见异常，右眼眼压 5.5/5=17.30 毫米汞柱。脉舌正常。

诊断：右眼球后视神经炎。

辨证：肝胆失疏，玄府郁结。

治则：疏利肝胆，开通玄府。

方选：柴胡疏肝散加味。

处方：柴胡 6 克，陈皮 9 克，川芎 9 克，甘草 4.5 克，枳壳6克，香附7.5克，白芍9克，牡丹皮6克，黄芩6克，紫苏梗9克，郁金6克。

水煎服，每日1剂。

西药：泼尼松片10毫克、维生素B_1片30毫克，口服，每日3次。

二诊（1993年10月5日）：用上药7日，眼球疼痛消失，视物较前清楚，右眼视力0.8，原药不动，继服10日。

三诊（1993年10月16日）：症状消失，视力1.2，为防止反复，继用原药10日巩固。

【按语】本例为肝胆失疏，玄府郁闭，失于条达，清窍不利所致。方用柴胡疏肝散疏肝理脾，和解表里，加牡丹皮、黄芩清肝利胆，郁金、香附同用可活血降逆、行气解郁，紫苏梗理气宽中。诸药合用可使肝气条达，玄府开通，气顺血畅，目有所养。治疗中虽无明目方药，而目病自除。

案例二

刘某，女，24岁，1980年10月21日初诊。

1月前曾经发热2日，在当地卫生院治疗热退后，双眼视物模糊，遂去省某医院检查诊断为"双眼球后视神经炎"，治疗十余日不见效果。现生活不能自理，行走须人搀扶，经人介绍，前来求治。头昏眼胀，眶深部隐痛，烦躁易怒，胸胁胀闷，嗳气纳差，口苦咽干，二便正常。

检查： 双眼视力数指 /30 厘米，眼球不红，角膜透明，瞳孔中等度散大，对光反射迟钝，视盘色稍红，边缘清楚，血管正常，中心凹反光存在。舌质红苔薄，脉弦涩。

诊断： 双眼急性球后视神经炎。

辨证： 气血郁闭，目失所养。

治则： 理气活血，开郁宽中。

方选： 疏肝通络汤（经验方）。

处方： 川芎 7.5 克，延胡索 9 克，郁金 6 克，白芍 9 克，香附 9 克，柴胡 6 克，牡丹皮 6 克，当归 6 克，川楝子 6 克，栀子 6 克。

水煎服，每日 1 剂。

西药： 泼尼松片 10 毫克、维生素 B_1 片 30 毫克，口服，每日 3 次。

二诊（1980 年 10 月 29 日）：服用上药 7 日，药已见效，诸症减轻，视力增加，右眼 0.2，左眼 0.4，药已应症，守原方再服 15 日，泼尼松减半量。

三诊（1980 年 11 月 15 日）：症状已除，双眼视力 1.2，瞳孔正常大小，对光反射敏感，改用杞菊地黄丸 20 日巩固。1 年后随访，两眼无恙。

【按语】本例发病前曾有发热史，应视为热邪留恋，客于经络，导致玄府不通，精气不能上乘，目系失养，而致视力下降。方中柴胡解郁调气，搜肝经郁热；川楝子、香附、川芎行气活血止痛；延胡索、郁金行血散滞，与香附同用气血

243

第十二章 视神经病

并治；白芍、当归养血柔肝，和血明目；牡丹皮、栀子凉血清解郁热。药与证合，取效卓著。

案例三

傅某，女，26 岁，未婚，1977 年 10 月 26 日初诊。

平素嗜食辛辣，喜欢饮酒。半月前饮酒过量，次日两眼感觉不适，视物欠清，头痛眼胀，此后视力逐日下降，直至步履艰难才去某医院检查，诊断为"双眼中毒性球后视神经炎"，住院治疗 10 日不见好转，自动出院，前来我院要求中医治疗。头重且胀，胸闷不舒，口干欲饮。

检查：右眼视力 0.02，左眼数指／1 米，双眼外观无异常，瞳孔中等度散大，对光反射迟钝，视盘正常，中心凹反光可见。患者形体肥胖，舌质红苔腻，脉滑数。

诊断：双眼球后视神经炎。

辨证：痰火内结，脾失健运。

治则：清火化痰，养阴理脾。

方选：六郁汤加减。

处方：生栀子 6 克，天花粉 6 克，葛根 12 克，陈皮 6 克，川芎 6 克，苍术 6 克，茯苓 6 克，神曲 9 克，柴胡 6 克，香附 7.5 克，姜半夏 4.5 克。

水煎服，每日 1 剂。忌饮酒及辛热类食品。

二诊（1977 年 11 月 4 日）：服上药 7 剂，症状有所好转，已能自由行走，视力右眼 0.1，左眼 0.08，经期超前 3

日，原药中加牡丹皮6克，继服24剂。药后查双眼视力1.2，停止治疗。1年内多次复查，两眼视力正常。

【按语】本例因过食辛热，损伤脾胃，湿停为痰，由酒而发，痰火炼结，阻碍气机，气血不得运行，目系失养而致视力剧降。六郁汤功能为消痰行气，化滞除痞，去掉辛温燥湿之砂仁，加柴胡和肝解郁，天花粉、葛根清热养阴，生津止渴，使得痰除郁解，气机畅通而视力恢复。

四、视神经萎缩

视神经萎缩是一种病因非常复杂的眼底病。在病理上，本病是由视神经纤维在各种原因影响下发生变性和传导功能障碍，引起视盘颜色变为苍白所致。根据临床表现，本病大致分为原发性视神经萎缩和继发性视神经萎缩两大类。发病原因儿童以脑部肿瘤或颅内炎症发生居多，青年人以遗传为主，中年人的发病多为视神经炎、视神经外伤或颅内视交叉区肿瘤所引起，老年人双侧性病变多由青光眼或脊髓痨所致，单侧多与血管性病因有关。中医属"青盲"证范畴。病因多为情志气郁，心脾两虚，肝肾不足，目系失养所引起。

案例一

邓某，女，22岁，未婚，1994年1月3日初诊。

两眼视力下降 3 个月，经苏州某医院检查诊断为营养不良所致视力下降，给予维生素类药物治疗半个月无效返乡，在本省两家医院检查均为"视神经萎缩"，CT 检查颅内无异常，中、西药治疗 1 个月，亦未见效果，经人介绍，前来我院求治。胸闷不舒，睡眠欠佳，月经紊乱，二便正常。

检查：右眼视力 0.1，左眼 0.06，双眼不红，右眼角膜 6 点位细小点状混浊，双眼瞳孔正常大小，对光反射存在，视盘颞侧苍白，边缘清楚，C/D=0.4，黄斑区无渗出，中心凹反光可见，血压 120/80 毫米汞柱。舌质红苔少，脉细数。

诊断：双眼视神经萎缩，左眼角膜薄翳。

辨证：肝肾不足，精气不能上乘。

治则：滋补肝肾，益精明目。

方选：杞菊地黄汤加味。

处方：枸杞子 6 克，菊花 9 克，山药 9 克，茯苓 9 克，熟地黄 9 克，山茱萸 6 克，泽泻 6 克，牡丹皮 6 克，桑椹 9 克，菟丝子 9 克。

水煎服，每日 1 剂。

二诊（1994 年 1 月 18 日）：服上药 14 剂，症状毫无变化。追诉病史，患者单身外出打工，身在异乡，工作环境差，心情压抑，改投疏肝明目饮加减 10 剂。

处方：柴胡 6 克，青皮 6 克，川芎 6 克，甘草 6 克，枳壳6克，当归6克，香附9克，白芍9克，枸杞子9克，牛膝6克，白术9克。

三诊（1994年1月29日）：二诊方药，始见效果，右眼视力0.4，左眼0.1，药已对症，守原方药继服15剂。

四诊（1994年2月13日）：自觉症状已除，右眼视力0.6，左眼0.25，原方加丹参15克，再服20剂。

五诊（1994年3月3日）：症状稳定，左眼视力0.3，右眼0.6，感觉食欲差、乏力，原方去青皮，加大枣5枚，又服20剂，左眼视力0.3，右眼0.8，停治。

【按语】视神经萎缩发病原因复杂，在治疗前最好先查清发病原因，再拟定治疗方案。本案初治以调补肝肾未效，改用疏肝理气方法获效，说明治病必求于本，诊治须作全面分析，方能获取良效。

案例二

韦某，男，32岁，工人，1998年2月9日初诊。

患者在杭州某家化工厂上班2年，两眼视力下降约7个月，发病之初在当地某医院检查诊断为"双眼中毒性视神经萎缩"，住院治疗二十余日，不见效果，返乡来我院求治。头昏痛，睡眠差，余无不适。

检查：右眼视力0.5，左眼0.4，双眼外观无异常，屈光间质无混浊，视盘苍白，边缘清楚，C/D=0.4，黄斑区色素紊乱，中心凹反光消失，CT扫描颅内及球后视神经无异常，左眼鼻下方、右眼颞下方视野缺损，色觉弱。脉舌正常。

诊断： 双眼视神经萎缩。

辨证： 气虚血滞，目系失养。

治则： 益气活血。

方选： 益气聪明汤加减。

处方： 蔓荆子9克，黄芪30克，葛根9克，炙甘草6克，升麻9克，党参9克，黄柏6克（盐水炒），白芍9克，丹参15克。

水煎服，每日1剂。忌烟、酒及辛热类食品。

二诊（1998年2月20日）：服上药10剂，症状没有变化。此为顽症，非须臾而能见效，方药不动再服20剂。

三诊（1998年3月10日）：自觉视力有所回升，查视力左眼0.6，右眼0.8，视神经乳头色泽转红，原方去黄柏，加大枣又服20剂。

四诊（1998年3月31日）：视力双眼0.8^{+3}，改用龟鹿二仙胶加当归、白芍、熟地黄、白术加工成散剂，继服3个月。药后双眼视力达1.0，停治。1年内多次复查视力稳定。

【按语】 本例为中毒性视神经萎缩，虽不能确定是何种毒性所致，但由于患者较长时间从事化工生产，故诊断为中毒性视神经萎缩。中医文献虽无先例，根据眼底症状应属气虚血滞不行，目系供血不足所致。遵"治痿独取阳明"论点，以党参、黄芪、炙甘草温补脾胃；葛根、升麻、蔓荆子鼓舞胃中清阳之气上行于目；白芍、丹参和血平肝，养血活血；黄柏降虚火以补肾阴。待气旺血行症状缓解后，再用龟鹿二仙胶大补精髓，加白芍、当归、熟地黄养阴补血，白术健脾补气。由于治疗中采取了精、气、血三补，并用散剂长时间服药，双眼视力得以恢复如初。

案例三

金某，男，48岁，干部，1989年4月5日初诊。

两眼视力逐渐下降6个月，伴见眼部疼痛，曾在省、县多家医院检查眼压正常（17.30毫米汞柱），视野向心性缩小15°～20°，色觉迟钝，头颅部CT扫描无异常，诊断为"原发性视神经萎缩"，用过血管扩张剂、维生素和激素类西药治疗效果不显，视力每况愈下。头晕目眩，自汗无力，腰膝酸软，二便正常。

检查： 右眼视力0.08，左眼0.15，双眼外观正常，屈光间质无混浊，视盘苍白，边缘清楚，视网膜血管正常，中心凹反光可见，血压140/90毫米汞柱。舌质红苔少，脉细数。

诊断： 双眼视神经萎缩。

辨证： 肝肾亏虚，精血不足。

治则： 补益肝肾，乙癸同治。

方选： 明目地黄汤加减。

处方： 生地黄9克，山茱萸6克，山药6克，泽泻6

克，牡丹皮 6 克，柴胡 6 克，当归 6 克，五味子 4.5 克，紫河车 6 克（研末装胶囊，吞服），制首乌 6 克，熟地黄 9 克。

水煎服，每日 1 剂。忌烟、酒，节制房事。

二诊（1989 年 4 月 20 日）：服上药 15 剂，自觉略见效果，右眼视力 0.1，左眼 0.2，患者大有信心，原方令服 20 剂再议。

三诊（1989 年 5 月 13 日）：已获显效，双眼视力 0.3，视盘色泽稍红，原方加黄芪 15 克，连服 45 剂，双眼视力上升至 0.5，改用杞菊地黄丸 3 个月，复查视力 0.6，视野扩大 5° ～ 10° ，停治。

【按语】本例为肝肾亏虚、精血不足之证。方以明目地黄汤去茯神，加何首乌养血生精，平补肝肾，促进血液新生，再以紫河车补益精血。服药百剂，使得精充血旺，则目自明。

案例四

王某，男，45 岁，农民，1994 年 4 月 17 日初诊。

1 个月前发生车祸，右侧颅骨损伤，经县某医院住院抢救治疗 21 日伤情已愈。1 周前发现左眼视力下降，中、西药治疗不见好转。

检查：右眼视力 1.0，左眼 0.04，左眼外不红，鼻侧根生胬肉，角膜透明，瞳孔中等度散大，对光反射迟钝，晶状体、玻璃体无混浊，视盘颞侧色淡、界清，视野检查颞上方缺损。脉舌正常。

诊断：左眼视神经萎缩（外伤性），翼状胬肉。

辨证：瘀血停阻，脉络不通。

治则：活血化瘀，通经活络。

方选：当归化瘀汤加减（经验方）。

处方：当归尾9克，川芎9克，生地黄9克，五灵脂9克（包煎），丹参15克，赤芍6克，生蒲黄9克（包煎），没药9克，红花6克，川牛膝6克。

水煎服，每日1剂。

西药：维生素 B_1 100毫克、维生素 B_{12} 500微克，肌内注射，每日1次。消胬灵眼药水点眼，每日4～5次。

二诊（1994年4月25日）：用上药7日，暂未见效，守原方加黄芪30克，继用7日。

三诊（1994年5月3日）：效果已显，视力上升至0.6，药已对症，方药不变再用14剂。

四诊（1994年5月19日）：症状基本消失，左眼视力 1.0^{-2}，视野正常，视盘色泽红润，改服明目地黄丸加肌苷片1个月巩固。

【**按语**】本例因头部受外伤所致。人之目系，内通于脑，受脏腑气血之濡养，脑部受伤，瘀血停滞，阻碍气血通道，目系失养乃致视力急剧下降。治疗当以活血行瘀、复通脉络为主，解决视神经血供，才能有效恢复视力。初诊用药未见效果，是瘀虽去而气不足；二诊增加黄芪，以大补元气而治痿废，再辅以西药更是相得益彰；后以丸剂30日善后而病愈。

第十三章

眼外伤及其他

一、外伤性角膜炎

案例

胡某，女，37岁，农民，1981年10月1日初诊。

7日前割稻时稻叶戳伤左眼，当时仅有轻微流泪仍继续干活，次日下午即感觉伤眼疼痛怕光、流泪，有异物感，视物模糊，在当地卫生院治疗3日，症状有增无减，前来我院求治。口干不欲饮，二便正常。

检查： 右眼视力1.2，左眼0.1，左眼上胞睑轻微水肿，球结膜混合性充血（+++），角膜3点位见有2毫米×3毫米大小的浸润病灶，边缘水肿，前房清，瞳孔大小正常，对光反射敏感。舌质红苔微黄。

诊断： 左眼外伤性角膜炎。

辨证： 热毒壅盛，风邪袭入。

治则： 清热解毒，祛风止痛。

方选： 三花汤加味（经验方）。

处方： 金银花12克，红花9克，菊花9克，防风6克，赤芍9克，枳壳6克，当归尾6克，甘草6克，天花粉9克，制乳香9克，制没药9克。

水煎服，每日1剂。卡那霉素眼药水、金霉素眼膏点眼，每日4～6次。忌食生冷刺激类食品。

二诊（1981年10月5日）：服上药4日，疼痛大减，充血消退一半，角膜表面清洁，水肿消退，视力0.2，守原方再服4剂。

三诊（1981年10月10日）：一切刺激症状消失，唯视力仍差，原方去乳香、没药、天花粉加刺蒺藜9克、木贼6克，再服7剂。药后查视力上升1.0，裂隙灯检查角膜留有轻微痕迹，荧光素染色（－），停用内服药，改用醋酸可的松眼药水点眼10日。

【按语】外伤性角膜炎农村十分多见。古人称此为"撞刺生翳"，并指出"此症与患眼生翳不同，初起者宜散血为主"。根据临床经验，本病早期应活血，后期角膜受感染炎症较重则应活血解毒，促进炎性渗出物吸收和角膜修复。方中金银花、菊花清热解毒；红花、赤芍、当归尾活血止痛，行滞消肿；枳壳上行理气，并有活血之功；防风祛风止痛；天花粉清热消肿；乳香、没药活血消肿，止痛生肌；甘草清热解毒，调和诸药。待炎症消退后，应以退翳明目为主，尽量减少角膜瘢痕，提高视力，方获全效。

二、外伤性前房积血

案例

陆某，男，15 岁，学生，1997 年 9 月 14 日初诊。

4 日前右眼被弹弓打伤，伤后视力迅速下降，怕光难睁，疼痛不重。

检查： 右眼视力数指 / 眼前，左眼 1.5，右眼球结膜充血（＋＋），角膜水肿、无血染，前房积血达 2/3，瞳孔中等度散大，余难见，眼压 5.5/5=17.30 毫米汞柱。

诊断： 右眼钝挫伤，前房积血。

辨证： 钝器伤目，血溢脉外。

治则： 止血散瘀。

方选： 当归化瘀汤加减。

处方： 生地黄 9 克，当归 6 克，赤芍 4.5 克，川芎 4.5 克，五灵脂 4.5 克（包煎），没药 4.5 克，乳香 4.5 克，蒲黄炭 6 克（包煎），大黄 3 克，侧柏炭 6 克。

水煎服，每日 1 剂。云南白药 1 克，冲服，每日 2 次。局部热敷。

二诊（1997 年 9 月 19 日）：服上药 5 日，前房积血大部分吸收，右眼视力上升至 0.8，瞳孔未缩小，继用原药 5 日，继续热敷。

三诊（1997 年 9 月 25 日）：前房积血全部吸收，瞳孔正常，视力 1.2，原方去大黄，继服 5 剂巩固。

【按语】眼外伤引起前房积血中医称"血灌瞳神"，为眼球遭受钝性物体撞击后虹膜、睫状动脉破裂所引起的前房积血。治疗当以止血祛瘀、疏通血脉入手。当归化瘀汤行气活血，祛瘀生新，加大黄活血通经。云南白药功能为止血定痛，祛瘀活血，主治跌打损伤诸证，在此与汤药并用，共同发挥效用，并可缩短病程。

三、角膜碱烧伤

案例

朱某，男，21 岁，工人，1991 年 11 月 7 日初诊。

右眼半月前在上海某建筑工地上被石灰膏击中，当时即用自来水清洗后遂去市某医院眼科急诊并收住，出示出院病历当时用 2% 硼酸水多次冲洗眼球及结膜囊，清除残留石灰渣，配点维生素 C 溶液、氯霉素眼药水、1% 阿托品眼药水后予以包扎，口服抗生素和维生素类药物，住院治疗 5 日症状不减，返乡前来我院要求中医治疗。右眼胞睑红肿，畏光流泪，疼痛难睁，纳差口干，溲黄便结。

检查：右眼视力数指 / 眼前，左眼 1.5，右眼胞睑肿胀痉挛，鼻下方睑球束状粘连，球结膜混合性充血（+++），色紫红，裂隙灯下见角膜全部呈弥漫性灰白色混浊、水肿，上皮散在性点、片状剥脱凹陷，余模糊不能见。舌质红苔微黄。

诊断： 右眼角膜石灰烧伤伴感染。

辨证： 热毒炽盛，气滞血瘀。

治则： 清热解毒，活血祛瘀。

方选： 三花汤加味。

处方： 金银花9克，菊花9克，红花6克，防风6克，大黄6克，赤芍9克，当归尾9克，乳香9克，没药9克，甘草6克，枳壳6克。

水煎服，每日1剂。林可霉素眼药水、金霉素眼药膏、1%阿托品眼药水交替点眼。忌食辛热类食品。

二诊（1991年11月15日）：服上药7日，便通症减，精神好转，饮食增加，眼球充血略退，怕光流泪症状未见减轻，视力0.02，效不更方，再用原方14剂。

三诊（1991年11月30日）：球结膜充血（＋），角膜水肿消失，上皮层修复，混浊稍退，透明度差，边缘部可见网状新生血管，瞳孔药物性散大，原方去大黄、红花，加密蒙花、蝉蜕、白术又服24剂。

四诊（1991年12月25日）：球结膜轻微充血，鼻下方束状睑球粘连，眼球向外运动受限，角膜中央区混浊，边缘新生血管进入，视力0.3^{+2}，改服蒙花退翳散20剂，口服复合维生素B片，消朦眼膏2号点眼。6个月后复查，视力0.4，角膜翳稳定。

【按语】角膜石灰烧伤为眼科重症，常因失治或方法不当，创面受感染引起角膜溃疡，甚至角膜穿孔，最严重的可造成眼内炎，导致眼球萎缩。治疗主要以改善眼前部血液循环，促使炎性渗出物和水肿吸收，控制炎症发展。方中金银花、菊花清热解毒；当归尾、红花、赤芍活血凉血，兼能散瘀；枳壳、防风散目中滞气，祛风止痛；乳香、没药消肿散瘀，活血止痛；甘草解毒和中。诸药合奏清热解毒、活血散瘀之功。待炎症消退后，改用退翳明目法，减少角膜瘢痕形成，增加视力以达最佳效果。

四、角膜穿孔伤

案例

傅某，男，61 岁，农民，2001 年 1 月 4 日初诊。

3 日前犁田时右眼不慎被牛角碰伤，当时感觉"热泪"涌出，视力骤降，在当地村卫生室看过，给予西药罗红霉素、阿莫西林口服和诺氟沙星眼药水、氯霉素眼药水治疗 2 日未见效果，前来我院诊治。头疼眼痛，畏光流泪，饮食减少，夜难入睡。

检查： 右眼视力 0.06，球结膜充血（+++），角巩缘 7～9 点位约 4 毫米裂口伤，虹膜嵌顿，前房浅，少量积血，瞳孔大呈横梨形，对光反射迟钝，晶状体无混浊，位置正常，玻璃体点状漂浮物，眼底正常。

诊断： 右眼角膜穿孔伤。

辨证：黄仁受损，风邪窜入。

治则：祛风解毒，活血化瘀。

方选：除风益损汤加减。

处方：生地黄9克，赤芍6克，当归尾9克，川芎6克，防风6克，藁本4.5克，金银花9克，红花9克，甘草6克，乳香6克，没药6克。

水煎服，每日1剂。

西药：卡那霉素眼药水、洛美沙星眼药水点眼，每日3～5次。庆大霉素4万单位、地塞米松2毫克，浅眶注射，隔日1次，连用3次。

二诊（2001年1月8日）：用上药4日，症状减轻，前房积血吸收，嵌顿虹膜略后退，视力0.2，继用原方6剂。口服泼尼松片10毫克，吲哚美辛（消炎痛）25毫克，每日3次。

三诊（2001年1月15日）：右眼充血已退，角膜裂伤已愈合，虹膜部分前粘，前房清，瞳孔欠圆，对光反射部分存在，视力0.4，改用三花汤加乳香、木贼7剂，角膜留有前粘性斑翳，视力0.8停止用药。半年后复查，右眼无变化。

【按语】角膜穿孔伤是眼外伤中比较严重的一种外伤，常因穿孔处虹膜脱出引起感染，导致眼内炎而引起失明，极少数还可引起健眼发生交感性眼炎，致使双眼失明。治疗上对短期内发生的伤口应先修补，再控制感染。本例发生与就诊时隔 3 日，错过修补机会，故采取中、西药联合应用，控制感染。通过治疗，达到了满意的效果，不仅眼球没有感染，而且视力恢复非常理想，这说明临床治疗中不在某法之可不可用，而在于其法用之当与不当，只要方药对证，切中病机，虽遇险症，亦可转危为安。

五、视网膜震荡

案例

陶某，男，34 岁，工人，1995 年 7 月 8 日初诊。

右眼 20 日前被木头击中，视力急剧下降，遂去某医院就诊，CT 检查头颅及眶后无异常，住院治疗 7 日（用药不详），视力反而下降，本人自动出院，前来我院要求中医治疗。仅感轻微头痛眼胀，余无不适。

检查： 右眼视力数指 /1 米，左眼 1.5，右眼球结膜充血（＋），角膜透明，瞳孔中等度散大，对光反射消失，视网膜水肿，上方大片出血斑，黄斑区水肿，中心凹反光不见。

诊断： 右眼钝挫伤，视网膜震荡。

辨证： 血瘀气滞，视衣受损。

治则： 行气化瘀，理血通络。

方选： 当归化瘀汤加味。

处方： 当归尾 9 克，生地黄 9 克，川芎 9 克，五灵脂 6 克（包煎），赤芍 9 克，没药 9 克，墨旱莲 12 克，枳壳

6 克，红花 6 克，生蒲黄 9 克（包煎）。

水煎服，每日 1 剂。

二诊（1995 年 7 月 13 日）：服上药 5 剂，视力上升，眼底情况好转，右眼视力 0.15，原方继服 14 剂。

三诊（1995 年 7 月 28 日）：头痛眼胀已除，视力右眼 0.4，眼底出血、水肿吸收，视网膜留有机化条，原方去红花、五灵脂加煅牡蛎 9 克，再服 7 剂。药后复查右眼视力 1.0，眼底正常停治。

【按语】本例眼部受到钝性外伤，外眼虽无红肿，但内伤视衣，恶血瘀积清窍，神光不得发越，乃致视力下降。中医认为"血不利则为水"，故出现眼底出血，视网膜水肿。治疗当以化瘀破积为先，及时除去瘀血，使得脉络复通，目得所养，方奏瞽者复明之功。

六、电光性眼炎

案例

尹某，男，56 岁，农民，1987 年 11 月 10 日初诊。

患者于 1 日前在修理厂帮助电焊工操作 1 个多小时（未戴防护面罩），晚上回家时即感觉两眼轻微不适，午夜双眼红肿剧痛，泪热如汤，异物感难睁，要求急诊。

检查：双眼胞肿如桃，眼睑痉挛，球结膜高度充血、水肿，角膜上皮散在性点状剥脱，荧光素染色（++），余检查不合作。

诊断：双眼电光性眼炎。

辨证：风热外侵。

治则：疏风清热。

方选：祛风散热饮加减。

处方：防风6克，羌活6克，薄荷6克，连翘9克，牛蒡子9克，赤芍6克，当归9克，栀子6克（炒），大黄6克，金银花9克，菊花9克。

水煎服，每日1剂。金霉素眼膏、氯霉素眼药水点眼，每日3～5次。另用1%地卡因滴眼1次及时止痛。服药1剂肿退痛止，2剂症状消失。

【按语】电光性眼炎是结膜和角膜遭受紫外线过度照射时所发生的一种急性炎症。短期内患者自觉症状重、痛苦大，为减轻症状和疼痛，有必要采取药物治疗。根据临床表现，此为风热所侵，黑睛受损。故以防风、羌活、薄荷祛风止痛；牛蒡子、栀子、菊花、金银花、连翘辛凉解表，清热解毒；赤芍、当归活血止痛；大黄泻火解毒。

七、青光眼术后大泡性角膜病变

案例

聂某，女，37岁，1993年7月14日初诊。

5年前右眼患"慢性闭角型青光眼"，在某医院药物治疗数次无效，于 2 年前失明，失明后仍时感疼痛。左眼约在 6 个月前出现"虹视"现象，视力时好时差，经某医院检查同为"慢性闭角型青光眼"并建议及时手术。为彻底解决右眼疼痛，患者于 1992 年 12 月中旬同意双眼作抗青光眼手术，左眼术后情况良好，右眼 2 周后红肿疼痛，怕光流泪，异物感明显，遂去省某医院检查诊断为"右眼青光眼术后大泡性角膜病变"，经中、西药治疗 4 个月不见效果。疼痛不止，夜难入睡，纳差乏力，形寒怕风，动则多汗。

检查： 右眼视力无光感，左眼 1.0，右眼胞睑红肿，球结膜混合性充血（+++），角膜弥漫性混浊、水肿伴局限性水泡样浸润，荧光素染色多处着色，前房浅，虹膜部分萎缩，根切孔不清楚，瞳孔中等度散大，对光反射消失，眼压 21.00 毫米汞柱。舌质淡红苔薄白，脉沉细。

诊断： 右眼青光眼术后大泡性角膜病变。

辨证： 邪毒羁留，气虚内陷。

治则： 益气托毒，生肌止痛。

方选： 托里十补散加减。

处方： 党参 9 克，生黄芪 20 克，川芎 6 克，当归 6 克，生白术 9 克，白芷 7.5 克，防风 6 克，炙甘草 6 克，厚朴 6 克，肉桂 4.5 克，白及 9 克。

水煎服，每日 1 剂。角膜宁眼药水、金霉素眼膏点眼，每日 4～6 次。

二诊（1993 年 8 月 1 日）：服上药 15 剂，疼痛缓解，胞肿消退，效不更方，原药继服 15 剂。

三诊（1993 年 8 月 18 日）：疼痛大减，精神好转，饮食增加，右眼球结膜充血消退，角膜浸润大部分吸收，角膜染色仍有少量着色。原方去肉桂，再服 30 剂。

四诊（1993 年 9 月 20 日）：病情稳定，疼痛已除，眼球不充血，角膜灰白色混浊，染色（－），眼压 Tn，继服 30 剂，停止用药。6 个月后复查，角膜呈瓷白色混浊，其他症状消失。

【按语】青光眼术后大泡性角膜病变临床并非少见，治疗棘手，尚无有效方法。少数因症状无法解除而采取眼球摘除。本例虽然发生于盲眼，但由于角膜上皮损害程度大，刺激症状严重，患者异常痛苦。中医文献查无此病，本例根据临床表现，脉舌合参，应属正虚邪实之候。故用党参、黄芪益气托毒；当归、川芎养血和营；白芷、防风解散风邪，排毒止痛；肉桂温通血脉，以增强血液循环；白及消肿生肌，去腐收敛；白术、厚朴除满利水；炙甘草益气补中。全方扶正祛邪、益气托毒，虽为顽病，药合病机，取效满意。

八、角膜移植术后葡萄膜炎继发性青光眼

案例

张某，男，42 岁，农民，2008 年 3 月 10 日初诊。

右眼7个月前被栗蒲扎伤，当时去县某医院眼科检查，角膜留有4根刺尖，局麻后给予剔除，点消炎眼药水包扎后回家。两天后伤眼红肿疼痛，医院复查诊为"角膜感染、前房积脓"，遂去省某家医院住院治疗14天，病情稳定，因角膜已形成前葡萄肿，作角膜移植术。术后4天炎症又起，疼痛不止，经治多日，炎症不退，后转武汉、上海等医院治疗仍无效果，经原手术医院介绍前来我科要求中药治疗。患眼疼痛连头，夜不能寐，口干口苦，饮食无味，溲黄便秘。

检查：右眼视力数指/1米，左眼1.2。右眼胞睑微肿，球结膜混合性充血（+++），角膜植片水肿、混浊，缝线排列整齐，无松动现象，房水混浊，虹膜粘连，表面见有血管，瞳孔药物性散大，边缘参缺不齐，指测眼压 T+1。舌苔黄厚，脉数有力。

诊断：右眼角膜移植术后葡萄膜炎，继发性青光眼。

辨证：肝火炽盛，阳明腑实。

治则：清肝泻火，通腑解毒。

方选：泻青丸加味。

处方：龙胆草9克，炒栀子6克，大黄7.5克，羌活6克，防风9克，川芎6克，当归9克，金银花12克，蒲公英15克，天花粉9克，青葙子9克，制乳香9克。

水煎服，每日1剂。双氯芬酸钠眼药水点眼，每日4～6次。继用扩瞳眼药水。暂停激素和消炎痛口服剂。

忌食生冷、辛热酒类食品，停止户外活动。

二诊（2008年3月18日）：服完上药8天，便通痛减，视物较前略清楚，查右眼视力0.04，角膜水肿减轻，房水清，效不更方，守原方药再服8剂。

三诊（2008年3月27日）：疼痛已止，夜能入睡，口苦已除，饮食有味，查视力0.1，角膜水肿已除，指测Tn，舌苔正常。原方去羌活、防风、大黄，加决明子9克、密蒙花9克、生地黄9克，10剂。

四诊（2008年4月8日）：查视力0.15^{+1}，角膜植片清晰透明，虹膜表面充血已退，见有部分白色机化点，原方继用20剂，视力上升至0.4停治。3个月后已外出打工，一年后随访，情况稳定。

【按语】中医文献查无先例，治疗上无前人经验可供参考，只能根据临床症状予以辨证施治。本例发生原因是由角膜异物所致，在剔除过程中风轮损伤，邪毒乘虚而入，引发"凝脂翳"。虽经西药抗菌消炎药物控制有所好转，但余毒未尽，后又施行角膜移植手术，风轮再次受伤，旧症新伤，导致一发不可收拾之局面。就诊时，目赤肿痛是热毒炽盛之象，口干、口苦乃实火郁于肝经，溲黄便秘为阳明腑实。方用泻青丸以清肝泻火通便，引邪下行，加银花、天花粉、蒲公英清热解毒消肿，乳香行气活血、生肌止痛。三诊时见火势已退，将原方药物作少量调整，直至炎症全退，视力稳定为止。

九、妊娠目病

案例一

廖某，女，25岁，1989年12月30日初诊。

1年前（妊娠9个月时）血压偏高，两眼视力逐渐下降，分娩后视力未能恢复，曾去省、市4家医院检查过，出示病历眼压、视野、眼底均为正常，拟诊为"球后视神经炎、屈光不正和角膜翳"，治疗不见效果，现前来我院要求中医治疗。

检查： 右眼视力0.1，左眼0.04，双眼外观不红，左眼角膜中央见有一圆片状灰白色混浊，双眼瞳孔等大，对光反射正常，眼底模糊可见，视盘颞侧弧形斑，血管位置正常，黄斑区无渗出，中心凹反光可见，右眼底未见异常，血压120/80毫米汞柱。舌淡苔薄，脉细弱。

诊断： 妊娠高血压综合征，左眼屈光不正，陈旧性角膜翳。

辨证： 肝郁血虚。

治则： 疏肝养血。

方选： 疏肝明目饮加减。

处方： 柴胡6克，陈皮6克，川芎6克，甘草6克，枳壳6克，白芍9克，枸杞子9克，丹参9克，香附9克，密蒙花9克，郁金6克，红枣3枚。

水煎服，每日1剂。

二诊（1990年1月14日）：服上药15剂，视力大增，右眼0.6，左眼0.1，效不更方，原方继服15剂。

三诊（1990年1月30日）：症状稳定，感觉气短汗多，视力右眼0.8，左眼0.1，原方加党参9克，再服20剂。

四诊（1990年2月20日）：右眼视力1.0，左眼0.1，改用杞菊地黄丸1个月巩固。

【按语】本例为妊娠期间思虑过度，情绪受损，肝气郁结，玄府闭塞，导致脉络不能畅通，气血失运，目失所养而致视力下降。治疗当以疏理气机，开通玄府，调理气血，运精于目。从临床表现中看，除左眼有角膜薄翳和屈光不正外，其他基本属于无证可辨，施治难度较大，从郁诊治，得以一方见效，足见"肝气通于目"，疏肝即能明目矣。

案例二

祝某，女，23岁，1994年1月7日初诊。

分娩已2个月，分娩前1周，两眼视力开始下降，当时血压185/120毫米汞柱，当地医院及时给予对症治疗，但未能控制视力下降，其他无明显异常。

检查：双眼视力0.1，双眼外如常人，屈光间质无混浊，视盘正常，后极部网膜羽毛样出血斑，静脉迂曲，A∶V=2∶3，黄斑区污晦、点状渗出，中心凹反光弥漫。舌质红苔少，脉细数。

诊断：妊娠高血压综合征眼底病变。

辨证：真阴亏损，瘀血阻络。

治则：壮水制火，养阴通络。

方选：左归饮加味。

处方：熟地黄9克，山药6克，女贞子9克，枸杞子9克，茯苓6克，菟丝子9克，山茱萸6克，木瓜9克，川牛膝9克，炙甘草6克。

水煎服，每日1剂。

二诊（1994年1月17日）：服上药10剂，初见效果，视网膜出血已经吸收，右眼视力0.6，左眼视力0.5，渗出仍存在，原方加牡蛎9克，又服10剂。

三诊（1994年1月27日）：眼底仅有少量渗出，中心凹反光清楚，右眼视力1.0，左眼0.8，原药10剂巩固。半年后随访，视力双眼1.0。

【按语】本例为妊娠期高血压所引起，根据眼底表现系水亏火旺，迫血妄行所致。方用左归饮壮水制火，加女贞子滋补肾阴，川牛膝活血祛瘀，木瓜舒经通络，菟丝子温阳补肾，阳中求阴。全方标本兼治，异曲同工，获效显著。

十、复视

案例一

胡某，男，56岁，干部，1992年10月12日初诊。

两眼间断出现视一为二约7年，近期经省某医院CT、磁共振检查诊断为"脑萎缩"，住院治疗25日未见明显效果，要求出院，前来我院诊治。

检查：右眼视力1.0，左眼1.5，双眼外观不红，右眼活动受限，双眼瞳孔等圆，对光反射敏感，眼底正常，血压130/80毫米汞柱。舌苔正常，脉弦数。

诊断：复视。

辨证：肝胆失疏，风邪入络。

治则：和肝通络，祛风潜阳。

方选：疏肝通脉汤。

处方：柴胡6克，青皮6克，当归9克，川芎9克，甘草4.5克，白芷6克，白芍9克，枸杞子6克，钩藤9克，天麻6克，地龙9克。

水煎服，每日1剂。

二诊（1992年11月3日）：服上药20剂，右眼活动有所好转，复视未消失。原方中去甘草、青皮加蔓荆子9克、木瓜9克、僵蚕6克，继服20剂。

三诊（1992年11月24日）：右眼活动自如，复视症状已除，方药不变再服20剂，一切正常，停用药物。3年中多次随访，双眼一切正常。

【按语】中医称复视为"视歧"，早在《黄帝内经》中就有记载。《灵枢·大惑论》曰："邪其精，其精所中不相比也，则精散，精散则视歧，视歧见两物。"本例肌肉挛急，是为肝胆失疏，脉络空虚，风邪袭入，筋脉拘挛所致。主以柴胡、青皮疏理肝气；当归、川芎、白芍养血活血柔肝；天麻、钩藤、白芷平肝祛风，兼祛风痰；地龙通经活络；枸杞子滋养肝阴；甘草益气调中。二诊时见经络已通，去青皮、甘草加蔓荆子、木瓜、僵蚕祛风舒筋，散结解痉而获全效。

案例二

程某，男，30岁，1993年11月9日初诊。

1个月前发现两眼视物超过30cm即出现视一为二，已在省某医院分别作CT、脑电图检查，眶内、颅内均未发现异常，用药治疗不见好转，要求我院查治。

检查： 右眼视力1.0，左眼1.5，双眼外无异常，右眼内斜约15°。

诊断： 复视。

辨证： 脉络虚损，气血不和。

治则： 调理气血，活血通络。

方选： 顺风匀气汤加减。

处方： 党参9克，天麻9克，木瓜9克，紫苏叶9克，白芷6克，沉香6克，乌药6克，白术6克，僵蚕6克，防风9克，钩藤9克。

水煎服，每日1剂。

二诊（1993年11月19日）：服上药10剂，初见效果，1米以内之物，已无复视现象，药对病机，守原方继服10剂。

三诊（1993年11月29日）：服完10剂未见进步，近觉口干欲饮，盗汗遗精，头昏多梦，改用左归饮加减。

处方：熟地黄9克，山药9克，枸杞子6克，山茱萸6克，牛膝9克，菟丝子9克，杜仲6克，木瓜6克，女贞子9克。

连服20剂，复视消除停治。1年后多次随访，再未复发。

【**按语**】本例先是从调理气血入手，是未切中病机，而未见显效，根据三诊辨证应为肾精不足，髓海空虚，光华耗散，神光失其主倚而出现复视，改用左归饮加味，阴阳双补，霍然奏效。

十一、不明原因视力下降

案例

汪某，女，19岁，1997年2月4日初诊。

两眼视力先后下降约2个月，曾在本省及上海某医院CT、磁共振检查球后及颅内无异常，拟诊为"功能性视力障碍"，中、西药治疗不见效果，患者和家属丧失信心，放弃治疗，现经他人介绍来我院试治。口苦咽干，寐少梦多，经期超前2～3日。

检查：右眼视力数指/30厘米，左眼数指/眼前，双眼外不充血，角膜（－），瞳孔正常大小，对光反射敏感，视盘正常，黄斑部无渗出，边缘清楚，中心凹反光清楚。舌质红苔少。

诊断：双眼青盲。

辨证：肝郁血热，精气不能上乘。

治则：解郁散火。

方选：丹栀逍遥散。

处方：牡丹皮6克，栀子6克（炒），当归9克，白芍9克，柴胡6克，茯苓6克，白术9克，甘草4.5克，薄荷3克。

水煎服，每日1剂。

二诊（1997年2月14日）：服上药7剂，自觉明显好转，右眼视力0.25，左眼视力未增加，患者及其家属极为高兴，要求继续服药，原方增加苍术6克，令服14剂。

三诊（1997年2月28日）：右眼视力0.8，左眼0.1，原药不动再服14剂。

四诊（1997年3月15日）：右眼视力1.0，左眼0.1，以原方加工成散剂连服2个月。1年后随访，视力未降。

【按语】本例为不明原因视力下降，基本上属于无证可辨，从郁论治为中医治疗功能性疾病之优势，眼科也是如此。本例西医诊断为"功能性视力障碍"。中医则认为是玄府闭塞，精气不能上承，目失濡养，导致视力下降。方以丹栀逍遥散集养血疏肝，和血清热，益气健脾于一方，虽援用古方，方药平淡，只要对证，即显功效。

第十四章

误诊误治案例

每个医生都想以自己的医疗技能，及时准确无误地判断出疾病发生的原因，并通过药物解除患者的痛苦。但由于疾病发生的情况十分复杂，演变过程千变万化，而且有很多情况难以预测，因此在临床上要求每位医生对每一种疾病都能完全做到洞察幽微，药到病除，实属寥寥。在诊疗中由于辨证粗疏，立法失误，药不对证，贻误时机，造成不良后果者时而有之，亦在所难免。临床经验就是在不断成功与失败中总结得来的。为供同仁借鉴，在临床中少走弯路，特选录 5 例误诊误治案例，作为训示。

一、特发性葡萄膜炎误诊案

案例

钱某，女，29 岁，农民，1996 年 11 月 14 日初诊。

两眼胀痛，视力下降 6 日，口干不欲饮。

检查： 双眼视力 0.15，近视力同前，双眼外观不红，KP（－），瞳孔中等度散大，对光反射消失，视盘凹陷消失，边缘不清，静脉充盈迂曲，网膜水肿，中心凹反光消失。

诊断： 双眼急性视神经炎。

辨证：肝郁不舒，疏泄失司。

治则：疏利肝胆，理气宽中。

方选：柴胡疏肝散加味。

处方：柴胡6克，陈皮9克，川芎6克，甘草6克，枳壳6克，香附9克，白芍6克，当归6克，白术9克，茯苓9克。

水煎服，每日1剂。

西药：维生素$B_1$100毫克、维生素B_{12}500微克，肌内注射，每日1次。地塞米松片1.5毫克，每日3次。忌辛热酒类食品。

二诊（1996年11月24日）：用上药10日，不见效果，自动去县、省某2家医院检查同意我院诊断，在前药基础上加用血管扩张剂，共治疗25日，视力反而下降，并有少量头发变白、脱发及听力下降等症状出现，又来我院诊治。

检查：右眼视力数指/眼前，左眼数指/眼前，双眼混合性充血（++），KP（+），房水混浊，虹膜纹理模糊点状后粘，瞳孔中等度散大（药物性？），边缘不整齐，眼底不能见。舌质红苔少，脉数。

诊断：双眼特发性葡萄膜炎。

辨证：热毒壅盛。

方选：银连解毒汤加味。

处方：金银花9克，连翘9克，蒲公英30克，紫花地丁 30 克，白芷 6 克，防风 6 克，赤芍 9 克，甘草 6 克，黄芩 9 克，赤茯苓 9 克，板蓝根 15 克。

水煎服，每日 1 剂。1% 阿托品眼药水、醋酸可的松眼药水点眼，每日 4～6 次。

西药：口服布络芬片 0.2 克，每日 3 次。地塞米松片 4.5 毫克，每日 1 次。

三诊（1996 年 12 月 10 日）：服用上药 15 日，自觉有所好转，两眼充血（＋），房水已清，眼底见视网膜水肿，视力左眼 0.1，右眼数指 /30 厘米，守原方加生地黄 12 克、车前子 10 克，继服 30 日，激素量递减。

四诊（1997 年 1 月 11 日）：视力左眼 0.15，右眼 0.06，脱发已止，并有新发长出，听力恢复正常，改服犀角地黄汤合草决明散化裁 30 剂，停用激素。视力上升左眼 0.3，右眼 0.15 停治。

【**按语**】本例为特发性葡萄膜炎，初诊时症状不典型，只是根据视力、瞳孔和眼底情况，拟诊为双眼急性视神经炎。由于诊断有误，治疗当然不见效，虽也用了激素，但病重药轻，难以奏效。后期由于症状表现明显，及时调整了方药，幸免失明。

二、角膜溃疡误补案

案例

唐某，男，55 岁，1985 年 8 月 15 日初诊。

右眼 20 日前被茅草尖碰伤，伤后 3 日发炎，曾在当地卫生院中、西药治疗 7 日不见好转。现红肿疼痛，怕光流泪，异物感明显，口干欲饮，小便短黄，大便秘结。

检查：右眼视力数指 /30 厘米，左眼 1.0，右眼胞睑微肿，球结膜充血（+++），角膜弥漫性浸润、水肿，表面凹陷缺损，部分被黄白色分泌物覆盖，前房积脓深约 3 毫米，余不能见。舌苔黄厚，脉数有力。

诊断：右眼积脓性角膜溃疡。

辨证：邪毒壅盛，热结腑实。

治则：泻火解毒，三焦通治。

方选：银连解毒汤合大承气汤加减。

处方：金银花 9 克，连翘 9 克，天花粉 6 克，防风 6 克，白芷 6 克，芒硝 6 克，大黄 6 克，厚朴 6 克，枳壳 6 克，蒲公英 30 克，紫花地丁 30 克。

水煎服，每日 1 剂。1% 阿托品眼药水点眼，每日 3 次，氯霉素眼药水、金霉素眼膏点眼，每日 4 ～ 6 次。忌食辛辣、鱼虾类食品。

二诊（1985 年 8 月 19 日）：服上药 4 日，便通痛减，肿势已退，余症同前，原方去芒硝加乳香9克，继服4剂。

三诊（1985年8月23日）：自觉症状大为好转，角膜溃疡面清洁，积脓仍未完全吸收，视力0.04，头晕、纳差、多汗。病程较长，恐祛邪药太过有碍正气，改用托里十补散扶正祛邪。

处方：党参9克，黄芪15克，川芎6克，肉桂4.5克，白芷6克，防风6克，厚朴6克，当归9克，桔梗6克，炙甘草6克。

四诊（1985年8月28日）：服药3剂，疼痛加剧，视力下降，5剂服完，阵痛难忍，夜不能睡，视力丧失，泪夹血水，角膜9点位穿孔，虹膜脱出，前房消失，瞳孔难辨，速改服初诊方去大黄、芒硝加白及6克，乳香、没药各9克，3剂痛减。继服15剂后，炎症消失，角膜穿孔愈合，虹膜前粘，白斑形成，视力残存光感。

【按语】本例为外伤后感染而形成匐行性角膜溃疡，初诊用泻火解毒方药已见效果，后来未能把握住病机，判断失误，过早应用党参、黄芪、肉桂、桔梗温热补气和升提之品，造成补正助邪之弊，导致角膜穿孔的严重后果。后经竭力挽救，虽然眼球没有萎缩，但视力无法挽回，给患者带来终身残疾和心理负担。前贤有言"误补益疾"，实为经验之谈。

三、脑肿瘤误诊案

案例

任某，女，36 岁，1979 年 11 月 5 日初诊。

两眼视力下降 3 个月，曾在某医院诊断为"眶周神经痛"，西药治疗 1 个月不见效果。近期头、眼微痛，视力渐降，前来我院求治。

检查： 右眼视力 0.06，左眼 0.04，双眼不充血，角膜透明，瞳孔略大，对光反射迟钝，屈光间质无混浊，视盘正常，界清，中心凹反光可见。

诊断： 双眼球后视神经炎。

辨证： 玄府闭塞，气血不和。

治则： 疏肝利胆，调和气血。

方选： 逍遥散加味。

处方： 柴胡 6 克，当归 9 克，白芍 9 克，茯苓 9 克，白术 6 克，甘草 6 克，薄荷 4.5 克，川芎 6 克，香附 6 克，郁金 6 克，延胡索 6 克。

水煎服，每日 1 剂。

西药： 维生素 B_1 100 毫克、维生素 B_{12} 500 微克，肌内注射，每日 1 次。泼尼松片口服，每次 10mg，每日 3 次。

二诊（1979 年 11 月 25 日）：服用上药 20 日，疼痛稍减，视力未增，又以原药再用 14 剂，视力反而下降，遂劝转院查治。经省某医院检查，诊断为颅内肿瘤晚期，住院手术，后因手术失败死亡。

【按语】本例早期以两眼视力下降而就诊，并未出现神经系统阳性体征。由于 20 世纪 70 年代基层医疗检查手段相对落后，故患者被误诊错过治疗时间，导致血的教训。往后临床中凡是遇有视力下降、眼底无明显改变的病例，首先应考虑颅内占位性病变的可能，进行必要的头颅 CT、视野方面的常规检查，尽量不要出现漏诊和误诊，给患者及其家庭带来无法挽回的损失。

四、玻璃体积血误治案

案例

甘某，女，62 岁，1983 年 10 月 28 日初诊。

右眼视力突然下降 3 日，时头昏耳鸣，听力减退。

检查：右眼视力数指 /30 厘米，左眼 0.6，右眼外不红，角膜透明，1% 新福林扩瞳晶状体无混浊，玻璃体棕红色混浊，间夹絮状漂浮物，眼底不能见，血压 160/90 毫米汞柱。舌质红苔少，脉细数。

诊断：右眼玻璃体积血。

辨证：阴虚血热，迫血妄行。

治则：滋阴降火，凉血止血。

方选： 知柏地黄汤加味。

处方： 生地黄 12 克，牡丹皮 6 克，茯苓 6 克，泽泻 9 克，山药 6 克，山茱萸 6 克，黄柏 6 克，墨旱莲 12 克，荆芥炭 12 克，侧柏炭 12 克，知母 6 克。

水煎服，每日 1 剂。注意休息，忌食辛热类食品。

二诊（1983 年 11 月 10 日）：服上药 10 剂感觉好转，右眼视力 0.3，原方不动继服 10 剂。

三诊（1983 年 11 月 20 日）：右眼视力 0.5，玻璃体积血大部分吸收，眼底可见。为尽除眼前黑影浮动，拟活血化瘀法，方用桃红四物汤加三棱、莪术 7 剂，祛除瘀血。

四诊（1983 年 11 月 28 日）：服药 3 剂，视力骤降，7 剂服完视力降至眼前指动，速改初诊方药 20 剂，不见效果，最后因视网膜脱离而失明。

【按语】 玻璃体积血原因很多，根据不同发病原因，临床中可采用凉血止血、活血化瘀、行气活血、养阴止血等诸多方法。但必须辨证明确，掌握病机，适时运用，才能获取良效。本例初治效果良好，后因急于求成，过早应用破气活血药，造成再次出血，视力无法恢复，酿成苦果，实为医之过也！

五、青光眼误诊案

案例

史某，女，78 岁，1991 年 4 月 21 日初诊。

两眼视力先后下降近 2 年，时有头昏眼胀。

检查：右眼视力 0.2，左眼 0.15，双眼外不红，角膜
（－），前房深浅正常，瞳孔正常偏大，对光反射存在，晶
状体菊花状混浊，血压 160/90 毫米汞柱，血糖正常。

诊断：双眼老年性白内障。

辨证：肝肾亏损，精气不能上乘。

治则：滋补肝肾。

方选：杞菊地黄丸（浓缩丸），每次 10 粒，每日 3
次。维生素 C 片，每次 200 毫克，每日 3 次。治障宁眼药
水点眼，每日 3～5 次。

二诊（1991 年 8 月 2 日）：上药用过 3 个月，自觉视
力未增反而下降，左眼视力 0.1，右眼 0.08。又服原药 3
个月，双眼视力数指降至 60 厘米，患者要求手术，检查眼
底时发现双眼视盘苍白，C/D=0.8，眼压 31.55 毫米汞柱，
速改用抗青光眼药物 1 个月效果不显，3 个月后双眼完全
失明。

【**按语**】本例为白内障合并青光眼。初诊时只注意到白
内障影响视力，忽视了青光眼各项检查。由于检查上的失误，

在治疗上只用治疗白内障的药物，而未用抗青光眼药，导致青光眼病情进展，视功能严重受损。后期虽然发现，为时太晚，已成定局，失去了治疗机会，给患者造成了不可挽回的痛苦。通过本例教训，深感作为一名医生，必备精诚之心，才能济世救人，同时也告之同仁，粗心大意乃医家之大忌也。

附

录

附录 1 验方药物组成

本节主要介绍该书作者经验方剂及药物组成。为了便于阅读者熟记，特编成歌诀，易于背诵。书中所用其他方剂，请参考方剂学和有关眼科书，这里不作重复介绍。

1. 醒脾利湿汤

茯苓　滑石　藿香　栀子　防风　连翘　甘草　赤芍　金银花

> 醒脾利湿用茯苓，藿香滑石栀子仁。
>
> 防风连翘同甘草，赤芍银花湿热清。

2. 祛风清热除湿汤

防风　栀子　荆芥　连翘　玄参　天花粉　黄芩　生石膏　知母　藿香　甘草

> 祛风清热除湿汤，睑缘烂赤效果良。
>
> 荆防粉玄栀芩翘，甘草膏知共藿香。

3. 通络活血汤

熟地黄　当归　白芍　川芎　黄芪　地龙　桃仁　红
花　桑枝　秦艽

睑废有因气血凝，营卫不和目难睁。

四物黄芪干地龙，桃仁红花桑枝秦。

4. 驱风止痒汤

白鲜皮　当归　赤芍　生地黄　蒺藜　防风　蝉蜕
乌梢蛇　川芎

驱风止痒白鲜皮，当归赤芍刺蒺藜。

川芎生地乌梢蛇，蝉蜕防风痒可止。

5. 天麻息风汤

生地黄　白芍　当归　川芎　羌活　钩藤　天麻　防
风　白芷　僵蚕

天麻息风用四物，白芷羌活钩藤入。

防风天麻炒僵蚕，平肝潜阳风自息。

6. 银连解毒汤

金银花　连翘　赤芍　甘草　防风　白芷　黄芩　紫
花地丁　蒲公英

眦漏漏睛本一证，热毒肉腐将眼侵。

银翘赤芍草防芷，黄芩地丁蒲公英。

7. 清热利湿汤

防风　羌活　甘草　当归　菊花　蔓荆子　滑石　泽泻　升麻　苦参　黄芩

湿热蕴结眼病生，内聚成脓流不停。

羌活防风与甘草，当归菊花和蔓荆。

滑石泽泻升麻入，再加苦参与黄芩。

8. 五子菊花饮

枸杞子　菊花　白芷　五味子　川芎　女贞子　白芍　菟丝子　蔓荆子

流泪尚有冷热分，冷泪多因虚邪侵。

枸杞菊花香白芷，川芎五味共女贞。

白芍菟丝蔓荆子，固摄泪道泪自停。

9. 桑白皮汤

桑白皮　麦冬　知母　玄参　沙参　薄荷　甘草　地骨皮　菊花　天花粉

桑白皮汤滋肺阴，麦冬知母玄沙参。

薄荷甘草地骨皮，菊花桑皮天花粉。

10. 散风清脾饮

防风　赤芍　大黄　玄参　连翘　菊花　白鲜皮　黄芩　白芷　红花

散风清热治椒疮，大黄赤芍玄参防。

连翘菊花白鲜皮，芩芷红花效果良。

11. 羌防胜湿汤

防风　羌活　地肤子　甘草　黄芩　藁本　蝉蜕　蒺藜　薄荷　苦参　白芷　白鲜皮

羌防胜湿白鲜皮，薄荷草芩地肤子。

羌防蝉蜕苦参入，蒺藜藁本香白芷。

12. 养血祛风散

麻黄　当归　蝉蜕　防风　白芷　乌梢蛇　蒺藜　甘草　羌活　白鲜皮

养血祛风用麻黄，防风白芷甘草羌。

蒺藜蝉蜕白鲜皮，当归乌蛇共煎尝。

13. 菊花羌防散

菊花　防风　羌活　桑白皮　白鲜皮　黄芩　蒺藜甘草　生地黄　地骨皮　当归　蝉蜕

菊花羌防散桑皮，菊归羌防与生地。

黄芩骨皮蝉蜕草，白鲜皮合刺蒺藜。

14. 猪苓汤

桂枝　生白术　赤茯苓　猪苓　路路通　泽泻　木香　车前子　木通　陈皮

　　猪苓汤用专利水，桂术苓泽猪车前。

　　木香陈皮路路通，再加木通效更显。

15. 清肺生津饮

川贝母　麦冬　薄荷　桑白皮　地骨皮　天花粉　黄芩　玄参　菊花

　　劄目多因虚火生，胞睑眨动度频频。

　　麦冬川贝薄荷叶，桑菊骨芩玄花粉。

16. 泻心汤

生地黄　木通　车前子　甘草　竹叶　玄参　大黄　牡丹皮　蝉蜕　栀子

　　泻心生地与木通，甘草车前竹叶同。

　　玄参大黄牡丹皮，蝉蜕栀子膈肉攻。

17. 泻肺益阴汤

桑白皮　川贝母　天冬　甘草　地骨皮　知母　麦冬　黄芩　菊花　桔梗　生石膏

泻肺益阴治肺热，二冬贝母甘草施。

桑皮黄芩生石膏，菊桔知母地骨皮。

18. 清肝利湿汤

金银花　当归　白术　车前子　胡黄连　栀子　黄芩　龙胆草　天花粉

清肝利湿治瘄积，银花胡连与白术。

当归车前胆草栀，黄芩花粉效果速。

19. 退翳明目饮

草决明　柴胡　密蒙花　当归　白芍　木贼　蝉蜕　苏梗　青皮　白术

退翳明目用草决，柴胡蒙花当归芍。

木贼蝉蜕紫苏梗，青皮白术理气血。

20. 蒙花退翳散

密蒙花　谷精草　蒺藜　当归　白芍　木贼　生地黄　黄芪　白术　枳壳

新老障翳用蒙花，黄芪蒺藜归芍加。

木贼生地谷精草，枳壳白术效果夸。

21. 滋阴明目汤

枸杞子　菟丝子　熟地黄　山茱萸　茯苓　制首

乌　山药　密蒙花　白芍　当归　女贞子　桑椹

> 滋阴明目汤枸杞，蒙花归芍与熟地。
>
> 女贞山药首乌苓，菟丝桑椹山茱萸。

22. 参杞益阴汤

太子参　生地黄　白术　玄参　枸杞子　牡丹皮　山药　茯苓　白芍　当归　天花粉　陈皮

> 参杞益阴太子参，枸杞丹皮共茯苓。
>
> 生地玄参山药术，归芍陈皮天花粉。

23. 蒙花明目饮

密蒙花　当归　川芎　生地黄　丹参　赤芍　菊花　黄芪　茯苓　蒺藜　五味子　白芍

> 蒙花明目饮蒺藜，赤白二芍芎归芪。
>
> 生地茯苓蒙花入，菊花丹参五味子。

24. 当归化瘀汤

生地黄　赤芍　当归尾　川芎　红花　小蓟　丹参　蒲黄　五灵脂　没药　墨旱莲

> 当归化瘀治血家，地芍归芎蓟红花。
>
> 旱莲蒲黄五灵脂，没药丹参瘀血化。

297

25. 平肝息风汤

白芍　煅赭石　灶心土　生石决明　白术　泽泻　腹
皮　煅磁石　车前子　怀牛膝　夏枯草

　　　　平肝息风兼潜阳，和胃降逆共相当。

　　　　白芍赭石灶心土，腹皮石决术泽尝。

　　　　磁石车膝夏枯草，服下吐止眼压降。

26. 疏肝解郁汤

柴胡　陈皮　川芎　枳壳　香附　苏梗　泽泻　郁
金　赤茯苓　生白术　桂枝

　　　　疏肝解郁芎陈皮，柴胡枳壳香附宜。

　　　　苏梗泽泻郁金合，赤苓白术共桂枝。

27. 通脉明目汤

丹参　红花　川芎　当归尾　生石决明　生地黄　赤
芍　夏枯草　茺蔚子　桃仁　枳壳

　　　　通脉明目理气血，桃红芎归生石决。

　　　　赤芍生地夏枯草，茺蔚丹参炒枳壳。

28. 疏肝明目饮

柴胡　陈皮　川芎　川楝子　枳壳　白芍　香附　牡
丹皮　白术　枸杞子　怀牛膝

疏肝理气治郁结，川楝丹陈芎枳壳。

柴胡枸杞焦白术，香附牛膝与白芍。

29. 破瘀通脉汤

当归尾　川芎　赤芍　水蛭　三棱　柴胡　桃仁　红花　枳壳　川牛膝　生地黄　甘草

破瘀通脉芎归赤，水蛭三棱柴胡入。

桃仁红花与枳壳，生地甘草川牛膝。

30. 参芪麦冬汤

黄芪　麦冬　太子参　茯苓　白术　生地黄　谷精草　山药　枸杞子　黄精　墨旱莲

参芪麦冬内障明，枸杞山药太子参。

芪术地麦谷精草，旱莲黄精与茯苓。

31. 平肝潜阳汤

赭石　怀牛膝　煅龙齿　牡蛎　夏枯草　菊花　黄芩　墨旱莲　白芍　钩藤

平肝潜阳用赭石，黄芩旱莲怀牛膝。

龙齿牡蛎夏枯草，钩藤白芍加滁菊。

32. 滋肾抑肝汤

黄芩　生地黄　白芍　钩藤　桑寄生　益母草　夏枯

草　龙骨　牡蛎　苦丁茶　柏子仁　川牛膝

滋肾抑肝汤黄芩，地芍夏枯草钩藤。

龙骨牡蛎益母草，心烦不眠柏子仁。

寄生牛膝苦丁茶，降压明目兼养阴。

33. 生蒲黄饮

生蒲黄　五灵脂　牡丹皮　生地黄　当归　墨旱莲
丹参　没药　阿胶

生蒲黄饮用阿胶，丹参丹皮旱莲草。

没药蒲黄五灵脂，生地当归效果好。

34. 补气固脱汤

红参　柴胡　黄芪　当归　白术　桔梗　山药　炙甘
草　红枣　陈皮　升麻

补气固脱用红参，归术柴芪与桔梗。

山药陈皮炙甘草，升麻红枣网贴紧。

35. 河车增视丸

潼蒺藜　熟地黄　茯苓　补骨脂　玄参　白术　山
药　紫河车　夜明砂　菟丝子　枸杞子

河车增视潼蒺藜，熟地苓术补骨脂。

玄参山药紫河车，夜明菟丝甘枸杞。

36. 疏肝通络汤

延胡索　川芎　郁金　牡丹皮　香附　白芍　当归尾　栀子　川楝子　柴胡

> 疏肝通络柴延胡，川芎郁金苦丹皮。
>
> 香附白芍当归尾，栀子川楝功效殊。

37. 延胡郁金汤

延胡索　郁金　陈皮　川芎　当归　白术　白芍　香附　柴胡　丹参　茯苓　牡丹皮

> 延胡郁金汤丹参，白芍白术归茯苓。
>
> 香附柴胡芎陈皮，丹皮延胡共郁金。

38. 参归补血汤

红参　升麻　葛根　黄芪　白芍　当归　炙甘草　熟地黄　茯苓　陈皮　大枣

> 参归补血有茯苓，参芪升麻与葛根。
>
> 熟地陈皮炙甘草，大枣白芍当归身。

301

39. 三花汤

金银花　菊花　红花　枳壳　防风　赤芍　甘草　当归尾

> 三花汤中用银花，红花枳壳和菊花。

防风赤芍与甘草，归尾活血效果夸。

热毒深重公丁入，疼痛乳香没药加。

注：公——蒲公英，丁——紫花地丁。

40. 薄荷洗眼方（外用药）

防风　桑叶　薄荷　黄柏

洗眼方治胞睑病，嫩热红肿痒难忍。

黄柏防风薄荷叶，再入桑叶洗勿熏。

除风止痒见奇效，湿重糜烂加苦参。

附录 2　常用眼药水制备方法

1. 炎敏灵眼药水

药物组成：

羌活 120 克，当归 120 克，川芎 120 克，防风 160 克，麻黄 160 克，桑叶 120 克，薄荷 120 克，蔓荆子 160 克，鬼箭羽 160 克。

配制方法：

将上药用清水洗净后用蒸馏水浸泡 24 小时（水浸过药面为度），加热煮沸后文火熬 20 分钟滤汁，药渣再加适量水煮沸取汁弃渣，将二汁混合静置 24 小时取上清液浓缩至 1000 毫升，用纱布粗滤后加 75% 酒精 2000 毫升，去掉杂质回收乙醇得药液 500 毫升，再用 95% 酒精 1000 毫升除去杂质，再次回收乙醇，得提取药汁300毫升反复过滤后加蒸馏水至4000毫升再入下药。

西瓜霜60克、硼砂60克、硫酸锌10克、尼泊金乙酯2克、0.25%新洁尔灭1毫升溶解后过滤，调pH值6～7之间，高压灭菌后再入消毒过冰片2克，待溶解后，分装无菌塑料眼药水瓶（每瓶6～8毫升）备用。

2. 10% 黄连眼药水（处方来自眼科学）

药物组成：

川黄连100克，硼酸30克，氯化钠5克。

配制方法：

将黄连打碎加入蒸馏水1400毫升，浸泡2～4小时入硼酸、氯化钠，煮沸15分钟浸出药汁，将药渣再加适量水煮沸滤出药汁，将两次药汁合并静置冷却后反复过滤2～3次，净得药水1000毫升，经高压灭菌消毒，分装灭菌塑料眼药水瓶（每瓶6～8毫升）备用。

3. 消翳灵眼药水（处方来自眼科学）

药物组成：

当归30克，羌活30克，防风30克，蔓荆子30克，川芎30克，白芷30克，黄芩30克，菊花30克，乳香30克，没药30克，硇砂45克，硼砂45克，硝酸钾75克，硫酸锌12克，冰片3克。

配制方法：

将前 10 种药捣碎浸入 7500 毫升 40% 的酒精中浸泡，放置 5～7 天，浸泡期间翻拌 1～2 次。滤过浸出液后再将药渣包于纱布中加蒸馏水适量煮沸 30 分钟滤汁弃渣，将滤汁与酒精浸出液合并，混合液用文火煎熬至 1700 毫升时（此时酒精已蒸发完），趁热将硇砂、硼砂、硫酸锌、硝酸钾投入搅拌使之充分溶解，静置淀清再过滤，净得药水 1500 毫升高压灭菌，冷却后再将灭菌冰片研末加入药液，待溶解后分装于灭菌塑料眼药水瓶中（每瓶 8 毫升）备用。